Prefeitura do Rio de Janeiro e
Secretaria Municipal de Cultura apresentam

HÁ MAIS DE DUAS DÉCADAS TRANSFORMANDO VIDAS

Patrocínio

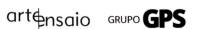

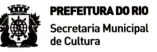

Uma trajetória tão inspiradora como a do Instituto Reação merece ser contada sempre. E nós, do Grupo GPS, estamos muito felizes em poder apoiar o livro "Reação 20 Anos", contando a história e realização desse projeto belíssimo.

Assim como no Instituto Reação, o desenvolvimento humano e a inclusão social por meio da educação e do esporte é muito importante para o Grupo GPS, temos consciência do impacto destas ações para o fortalecimento da comunidade. Atuamos em todas as regiões do Brasil e somos líderes no setor de multisserviços, sendo a única no setor com ações negociadas na bolsa de valores. Dessa forma, sabemos que a nossa maior força e dedicação em servir está presente em cada um dos nossos mais de 147 mil Colaboradores.

Responsabilidade social corporativa é um dos nossos pilares e temos muito orgulho em apoiar o Instituto Reação. Juntos, vamos mais longe!

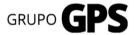

Sumário

Apresentação

Muito Prazer, Instituto Reação 11
A Construção 14
O Caminho Potente 18
Campeões Dentro e Fora do Tatame 20
Judô, Educação e Atenção Social 22
Sobre Autoestima 26
Acolhimento 30
Valores 32
Desenvolvimento Social Sustentável 36
Uma Inspiração 41

História

Instituto Reação: Os Primeiros 20 Anos 47
Ação e Reação 50
Treinos Itinerantes 55
Construir, Conquistar e Compartilhar 57
Processo de Expansão (e Ajustes) 59
Sempre é Sobre "Cair e Levantar Mais Forte" 61
"O Homem é do Tamanho do Seu Sonho" 66

Linha do Tempo

Os Primeiros 20 Anos *72*

Instituto Reação- Polo Roldão (São Paulo) *80*

Polo Tibau do Sul *88*

Polo Belo Horizonte *94*

Polo Cuiabá *100*

Cantos do Rio *108*

Polo Rocinha *110*

Polo CDD- Taquara *114*

Polo Tubiacanga *118*

Polo Rocha Miranda *122*

Álbum de Família

Rosana Gracio *130*

Felipe Caus *134*

Geraldo Bernardes *138*

Leonardo Fagundes Da Silva *142*

Pedro Gama Filho *146*

Rafael Marinho *150*

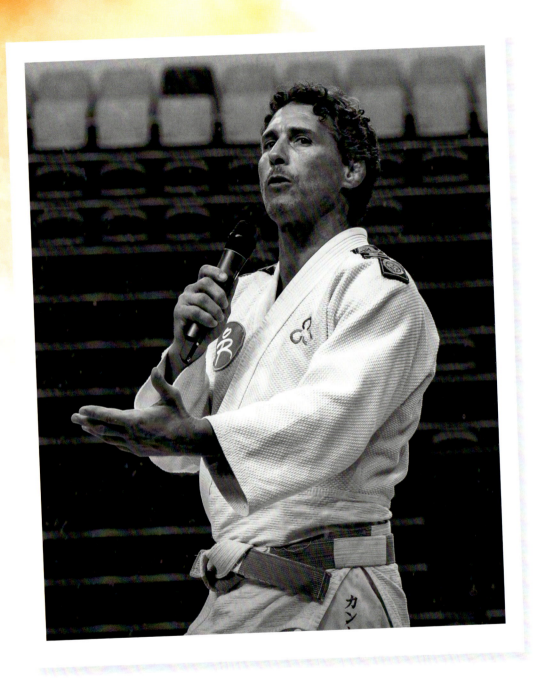

Tudo começou com uma reação. Eu ainda não sabia, mas seria a mais importante de todas. A que se transformaria na minha missão de vida. E, aos poucos, na de muitos outros também. Eu tinha acabado de perder a seletiva de Sidney 2000, que imaginava ser minha "Olimpíada da medalha". Fui como reserva e, voltando para casa, entendi que precisava de algo grandioso para trazer sentido para a dor que estava sentindo.

Era então agosto de 2000 quando subi pela primeira vez a Rocinha. Passava por lá desde sempre e nunca tinha atravessado aquele muro invisível que tanto me incomodava. Fui dar aulas de judô, já que o projeto de alfabetização que, havia alguns anos, eu tinha desenhado com dois amigos permanecia no papel. Aos poucos fui percebendo que o que acontecia no tatame fazia sentido muito além dele. Foi assim que começou o que três anos depois seria batizado de Instituto Reação.

Com a nova configuração, passamos a ser muitos e a atuar no que parecia preestabelecido. Para isso era preciso construir um caminho potente com repertórios variados, a fim de que cada aluno conquistasse a liberdade de fazer uma escolha aderente ao seu novo tamanho. Consolidamos o programa de habilidades socioemocionais, instituímos a caminhada nas artes marciais em sintonia com a da sala de aula e simbolizamos tudo isso com a metáfora do "faixa-preta dentro e fora do tatame".

O tempo foi passando e novas histórias foram surgindo. Alunos que passaram a atletas e que também se graduaram como médicos, engenheiros, professores... Campeões pan-americanos, mundiais, olímpicos e na vida. A cada ano, novos exemplos davam luz à visão lá do início, que continuará nos guiando nos próximos vinte anos. Um mundo em que o futuro não seja definido pela origem socioeconômica. Onde todos possam descobrir e desenvolver seu potencial de verdade.

Só tenho a agradecer pelo caminho que nos trouxe até aqui. Parceiros, apoiadores, patrocinadores, amigos, colaboradores, alunos – juntos –, sempre na busca de incrementos e de renovação do fôlego.

Arigato.
Flávio Canto, fundador do Instituto Reação

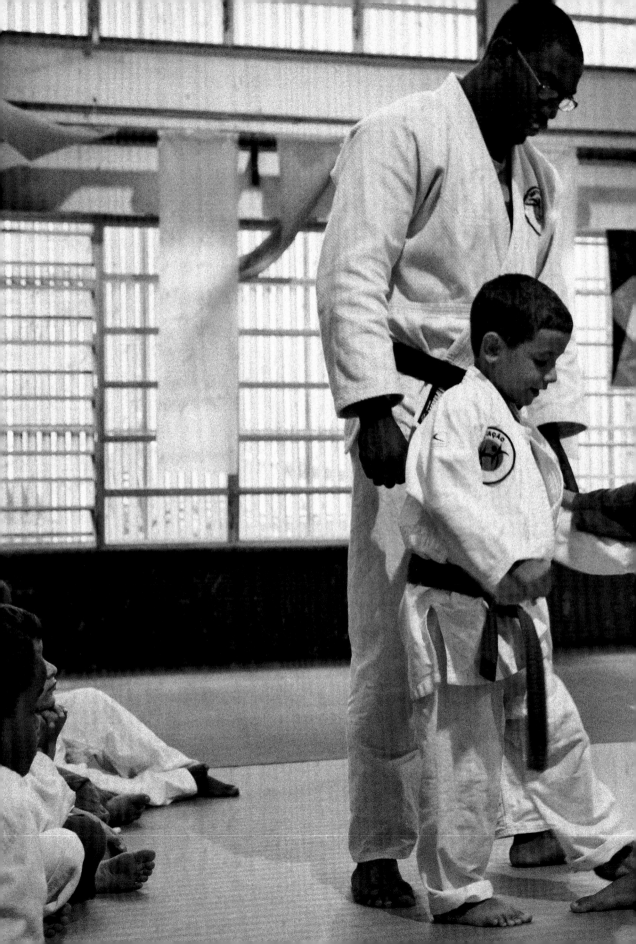

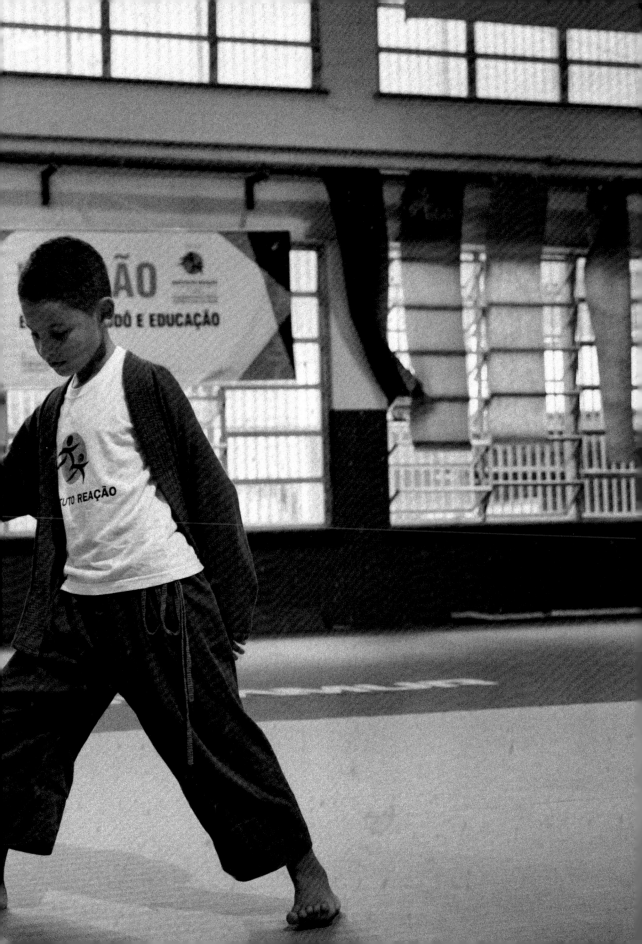

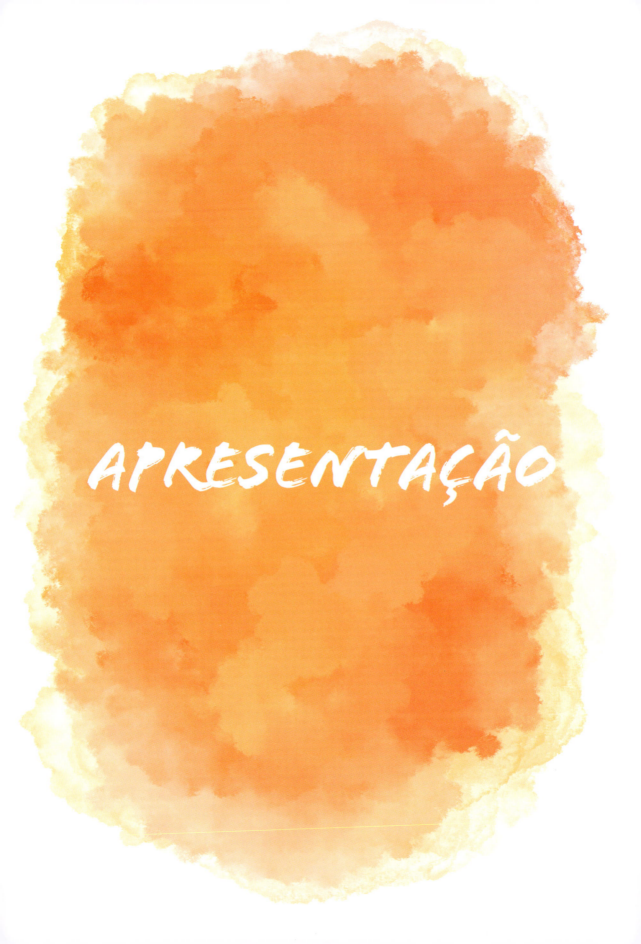
APRESENTAÇÃO

MUITO PRAZER, INSTITUTO REAÇÃO

Logo no início da enxurrada de capítulos, parágrafos e artigos de seu estatuto social, a data de nascimento é apontada: o Instituto Reação veio oficialmente ao mundo em 10 de abril de 2003. O cuidado com a formalidade jurídica desde o primeiro momento já dava uma pista sobre a seriedade das intenções daquele grupo de amigos que, unidos pelo desejo de mudar o mundo, criou a "associação sem fins econômicos" cujo objetivo é "promover, apoiar, favorecer e divulgar atividades de assistência social, visando à proteção da infância e adolescência, através do desenvolvimento de projetos de caráter social, recreativo, educacional, cultural e esportivo, inclusive no que se refere ao esporte de alto rendimento".

Diz outro trecho do documento: "Favorecer o desenvolvimento da igualdade de oportunidade entre as pessoas, mediante a elaboração e participação em programas e projetos educacionais e esportivos junto a comunidades carentes." Essa frase resume a principal meta do Instituto Reação, que, ao completar 20 anos de atuação, segue fiel aos compromissos que motivaram a sua criação. E o grupo continua a sonhar alto, dividindo o desejo de mudar o mundo com cada vez mais gente que compartilha essa mesma vontade. A iniciativa idealista concebida por, entre outros, Flávio Canto, ex-atleta e medalhista olímpico, e seu ex-treinador Geraldo Bernardes – técnico da equipe brasileira de judô em nove Mundiais, quatro Pan-Americanos e quatro Olimpíadas –, ganhou o formato de uma "Organização da Sociedade Civil que promove desenvolvimento humano e integração social por meio do esporte e da educação".

Há mais de duas décadas transformando vidas

A definição é precisa, mas não dá conta do tanto que já foi feito nessas duas décadas. "Não importa de onde você veio. Todo mundo que está lá tem a vida transformada, não tem jeito. Eu tive, o Geraldo teve, todo mundo tem", atesta Flávio, que já viveu experiências únicas, como a conquista de uma medalha de bronze nos Jogos Olímpicos de Atenas, em 2004. Transformar as existências, tanto da população beneficiada pelo projeto quanto das pessoas que estão trabalhando nele, é uma das características que distinguem o Reação.

Outra, talvez a mais marcante, é a adoção da técnica, da disciplina e da filosofia do judô para "formar faixas-pretas dentro e fora do tatame", como diz um dos mantras mais conhecidos do Instituto. A ideia de levar valores das artes marciais para o campo socioemocional – ou seja, do dojô (o tatame) para o dia a dia, em casa, nas ruas, na escola ou no trabalho – traz enormes resultados. Já no seu aniversário de 15 anos, o Instituto Reação traduziu esse conceito com um discurso muito positivo, registrado em um vídeo emocionante publicado nas redes sociais. Diante da câmera, alunos de idades variadas, vestidos com seus quimonos, declamam o seguinte manifesto:

"Este que está na minha frente não é meu adversário. Não é contra ele que eu luto. Eu luto é contra as estatísticas que dizem que meu futuro já está definido. É contra essa ideia que reajo. Porque essa faixa na minha cintura diz justamente o contrário. Ela diz que eu posso, sim, ser o que eu quiser. Que eu consigo, sim, vencer qualquer dificuldade. A verdadeira luta, meu amigo, não é dentro do tatame, é fora dele."

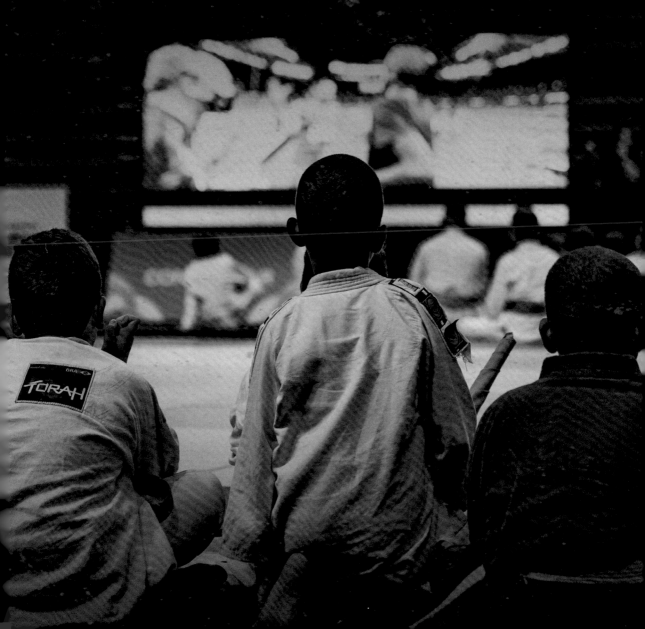

A CONSTRUÇÃO

Por trás de tudo o que já foi construído nas últimas duas décadas – e do que ainda vem por aí –, há personagens como a socióloga Leriana Figueiredo.

"Ela ajudou a virar a chave do amadorismo para uma organização mais consistente", resume Flávio Canto. Leri, como é chamada pelos amigos, mergulhou de corpo e alma no Reação em dois períodos – de 2009 a 2012 e de 2016 a 2021 –, ocupando funções como a da direção executiva, atualmente com José Cândido Muricy. Hoje, aparece nos quadros da organização como diretora voluntária. "Tenho uma relação de paixão com o Reação e uma trajetória de vida inteira no terceiro setor. Sigo contribuindo, assim, com minha paixão e o conhecimento adquirido na área", conta ela, que não perde eventos importantes do Instituto, a exemplo das cerimônias de Troca de Faixa e da Feira Cultural e Literária.

Esporte, cultura e ação social caminham juntos na rotina do Instituto Reação. "Os vários programas são definidos em caixinhas por uma questão de organização, mas estão totalmente integrados. O judô, por exemplo, não aborda só a parte técnica, envolve cidadania, desenvolvimento humano, múltiplas competências socioemocionais", explica Leriana Figueiredo. Luciano Gomide, o Nando, diretor-presidente do Instituto, admite: "Sempre fui obcecado com ficha de frequência, revisão de processos, detalhes que a Leri nos ajudou a canalizar no rumo do profissionalismo e que nos permitiram continuar crescendo." E complementa: "Com entradas e saídas, a chegada do José Cândido Muricy nos fez avançar na gestão, rumo a um lugar de olhar para as pessoas, para a capacitação, aliado a um grau de exigência e à atenção aos indicadores."

A história do Instituto Reação

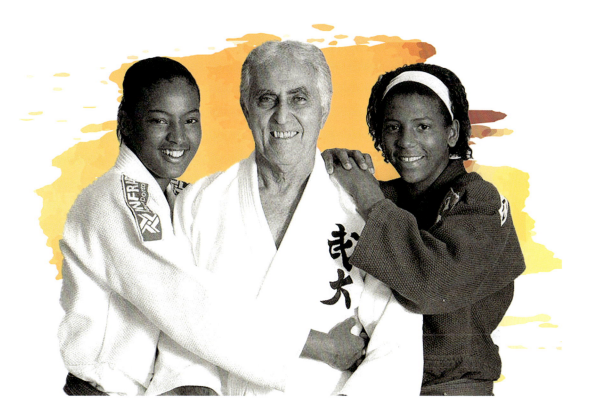

O treinador **Geraldo Bernardes**, outro personagem que ajudou a construir a história do Reação, lembra que chegou ao time após o fim de um período de 20 anos na Seleção Brasileira de Judô. "Eu tinha três coisas a fazer. Falar mal de quem tinha me tirado da Seleção, aposentar o quimono, depois de ganhar seis medalhas olímpicas, ou então abraçar uma nova ideia e ser útil para a sociedade", enumera. Para a sorte de muitos, ele escolheu a terceira opção.

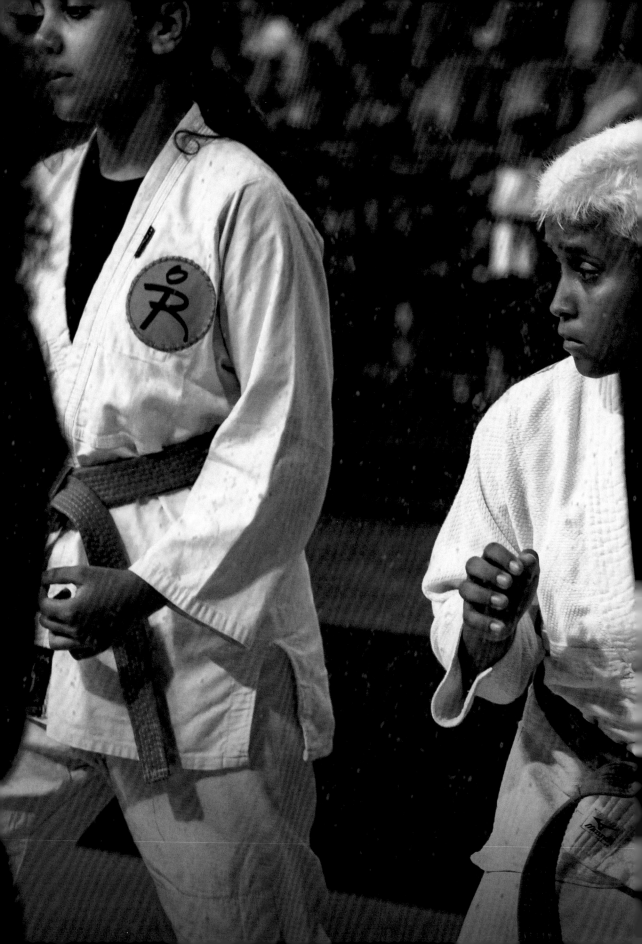

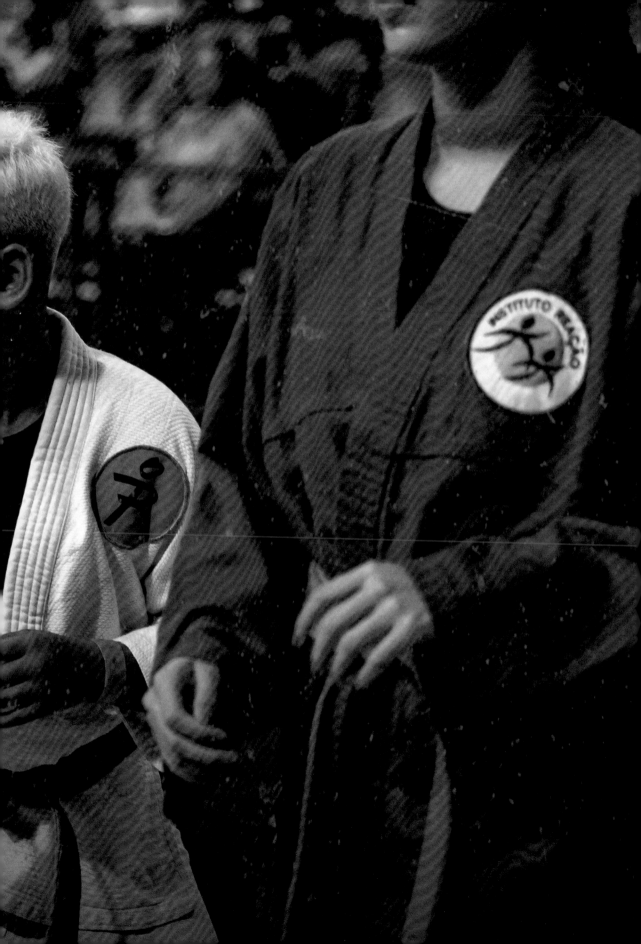

O CAMINHO POTENTE

O Reação nasceu na Rocinha, uma das favelas mais conhecidas do Brasil, situada na Zona Sul do Rio de Janeiro e elevada a bairro em 1995.

De acordo com dados do Censo 2022, a comunidade, com 72.154 moradores, ostenta a maior densidade populacional do país. Em meio a este mundo de gente (e vulnerabilidade social), o projeto recebeu seus primeiros alunos de judô dentro de espaço cedido por uma Associação de Moradores local. E cresceu. Hoje, o Reação atende cerca de 4.500 crianças, adolescentes e jovens, em 11 polos espalhados por cinco estados: Rio de Janeiro, Mato Grosso, Minas Gerais, Rio Grande do Norte e São Paulo. O escritório central continua a ser na Rocinha, mas existem mais duas frentes cariocas: na Zona Oeste, com sede na Universidade Estácio R9, no bairro da Taquara; e na Zona Norte, nos bairros de Rocha Miranda e Tubiacanga.

Estima-se que mais de 20 mil vidas já tenham sido impactadas pelo trabalho do Instituto – que, vale reforçar, atua "dentro e fora do tatame" de forma organizada e consistente. Nas palavras bem diretas do diretor executivo do Instituto, José Cândido Muricy, "não vale a pena enxugar gelo". Diz ele: "Ou fazemos o Caminho Potente, entregamos, ou perdemos a chance de fazer a diferença na vida da criança." Cabe aqui explicar que o chamado "Caminho Potente" batiza o percurso a ser percorrido de ponta a ponta por um aluno do Reação. Funciona assim: a criança chega aos 4 anos para as aulas de judô do Programa Faixa-Preta, sempre alternadas com carga horária de conteúdo pedagógico, e deixa a instituição munida de repertórios e preparo para avançar nos estudos ou enfrentar o primeiro emprego.

A partir dos 10 anos, há meninas e meninos que passam para o Reação Olímpico, o programa esportivo de alto rendimento, com treinamento diário e equipe multidisciplinar nas áreas de psicologia, nutrição, fisioterapia e preparação física. Na turma do alto rendimento – que reúne algo em torno de 5% do corpo de alunos (hoje em torno de 200 atletas) –, a agenda inclui oficinas pedagógicas obrigatórias. O Caminho Potente se completa com programas transversais. É o caso do Conecta, que busca facilitar o acesso ao mercado de trabalho para jovens a partir de 16 anos; do Reação Com Elas, de fortalecimento dos vínculos com as mulheres (mães, tias, avós), que são agentes de mudança na vida dos alunos; e do Reação Bolsas de Estudo, que hoje atende 313 alunos matriculados em escolas privadas, universidades e cursos de idiomas.

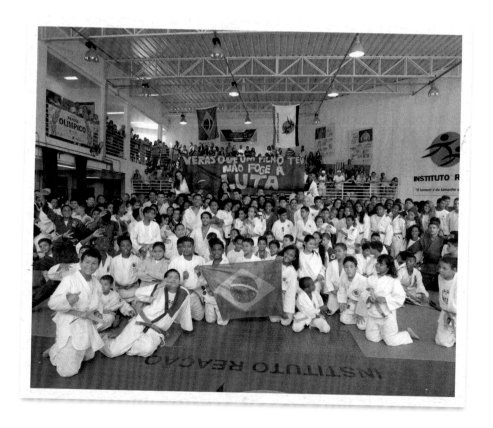

CAMPEÕES DENTRO E FORA DO TATAME

Entre as "crias" do Reação, há casos simbólicos de campeões do esporte revelados nos seus tatames.

Dois exemplos (entre muitos possíveis) são os de Rafaela Silva, medalha de ouro nos Jogos Olímpicos Rio 2016, e Gabriel Falcão, que chegou ao topo do pódio nos Jogos Pan-Americanos do Chile, em 2023, ano do melhor desempenho do judô brasileiro na história do torneio continental. Aliás, em 2023, quando completou duas décadas de existência, o Instituto Reação conquistou o primeiro lugar no quadro de medalhas da Confederação Brasileira de Judô pelo segundo ano consecutivo.

Atletas da instituição puseram no peito 139 medalhas ao longo da temporada. O segundo e o terceiro lugares do pódio foram ocupados, respectivamente, pelo Minas Tênis Clube e pelo Clube de Regatas do Flamengo. Além das vitórias de atletas, o Reação celebra conquistas como as de Gustavo Sabino, formado em Sistema da Informação, Rafael Marinho, engenheiro civil, Adriele Ribeiro, hoje no 8o período da faculdade de Medicina, e muitos outros ex-alunos que aproveitaram as oportunidades oferecidas pelo projeto, derrubaram obstáculos, aprenderam a cair e levantar no tatame (e fora dele) e construíram as carreiras que escolheram. O Instituto também conta com mais de 350 pessoas já capacitadas profissionalmente em empresas parceiras. Essa multidão de vidas transformadas ainda inclui inúmeros senseis, faixas-pretas, homens e mulheres, mestres de artes marciais que hoje dão aulas no próprio Instituto e até no exterior.

A história do Instituto Reação

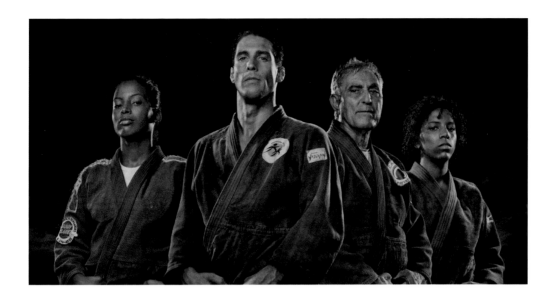

A estrada abrangente aberta pelo Instituto Reação se propõe a apresentar aos alunos a possibilidade de serem o que quiserem. Parece simples, mas não é. "A ideia é gerar oportunidades nessa largada. É quebrar essa cultura – esse paradigma de que quem nasce pobre morre pobre –, através de repertórios incorporados por eles, para, quando chegarem naquela idade de tomar as decisões mais importantes, estarem bem preparados", diz Flávio Canto.

"A jornada, que começa com 4 anos e acaba no primeiro emprego, é pensada para desarmar um muro erguido diante de quem tem situação mais vulnerável", ressalta o diretor executivo José Cândido Muricy, antes de acrescentar: "Há crianças com mais aptidão para o judô que seguem o caminho do Reação Olímpico, mas continuam comprometidas com a parte educacional." Por experiência própria, Flávio sabe como é dura a peneira para se chegar a um atleta de ponta. "O requisito para entrar na pré-equipe é vontade e não só qualidade técnica. Talento ajuda, claro, mas tem que querer. Judô é isso, é um esporte que privilegia muito quem é batalhador, quem rala bastante. A cultura é essa, é a de quem tem sangue e brilho nos olhos, na vitória e na derrota", detalha o judoca. Mesmo que não suba ao alto do pódio, quem passa pelo Reação leva esse ensinamento para a vida.

JUDÔ, EDUCAÇÃO E ATENÇÃO SOCIAL

O pacote de experiências para quem integra o Instituto Reação se completa com o trabalho de profissionais da psicologia e da assistência social.

"Já conseguimos fazer com que isso se tornasse obrigatoriedade: só se entra no Reação para fazer o judô junto com o Programa de Educação. E tem a atenção social também. Esse tripé é muito importante", observa Cristiano Silva de Oliveira, coordenador do Programa Faixa-Preta, ex-professor e cria do Instituto – ele foi um dos três primeiros alunos do Reação a conquistar a faixa preta. Tendo crescido na Rocinha, Cristiano também chama atenção para a importância do Reação Com Elas, programa transversal – e fundamental. "Entre os familiares, na maioria dos casos são as mães, as avós e as tias que trazem as crianças. De certa forma, muitas dessas mulheres acabaram se encontrando ao participar do programa. Umas descobriram um caminho como microempresárias, outras sofriam de determinados problemas e não tinham com quem falar sobre o que passavam", diz ele.

No Instituto Reação desde 2015, onde começou como educadora social, a psicóloga Juliana Borenstein é a gerente de Programas da instituição. Em 2017, ela assumiu a coordenação do Programa de Educação, implementado em 2008 pela psicopedagoga e professora de Meditação Fátima Jundi, que, então, passou a coordenar a Meditação e o Programa Reação Bolsas de Estudo. Juliana explica: "Trabalhamos com oficinas pedagógicas e, como método, usamos a pedagogia de projetos", que, em linhas gerais, busca educar por meio da experiência, dando ao aluno protagonismo no processo de aprendizado. "O aluno tem um saber que é considerado, ele é atuante, e o objetivo é fazer com que todos se tornem cidadãos globais, mas também críticos, conscientes e autônomos." Nessa mesma linha de busca da autonomia, Fátima Jundi desde o início se concentrou na importância de os alunos bolsistas superarem as dificuldades e o abismo social que enfrentam e se integrarem em suas escolas. Ela se orgulha de ter contribuído para a estruturação do programa, pois, com autodisciplina para organizar os estudos, a vida familiar, os treinos de judô e as oficinas pedagógicas, os meninos vão se transformando conscientemente no que querem ser. Na trajetória do Reação, a pedagoga Mariana Barbosa também contribui, desde 2016, para dar ao Programa de Educação os contornos que tem hoje, apontando a necessidade de práticas pedagógicas sólidas, com objetivos claros que possam ser replicados nos diferentes polos do Brasil, o que distingue o Instituto de outras iniciativas na área das organizações sociais.

Nascida em Florianópolis, Santa Catarina, Juliana encontrou na carioca Rocinha o ambiente ideal para desenvolver uma vocação: o trabalho social. Ela conta que veio para o Rio com a intenção de fazer pós-graduação em Saúde Pública e Psicologia Hospitalar, mas tudo mudou quando alguém a convidou para conhecer a favela – uma vontade antiga. Ela chegou e ficou. "Já tinha sete anos de Rocinha, trabalhando com crianças e adolescentes, quando entrei no Reação", lembra. Dessa experiência acumulada resultam algumas lições que merecem ser compartilhadas. "O olhar crítico é importante: ganhar brinquedo quebrado, roupa furada e sem botão na campanha do agasalho, bem, tem gente que diz que isso é ok. Mas, se não serve para você, não serve para a gente", avisa. "Seja no judô ou no Programa de Educação, a gente não tem essa cultura do vitimismo. Tá ruim? Então, como a gente se organiza para melhorar? Buscamos contribuir para a autoestima do aluno", completa.

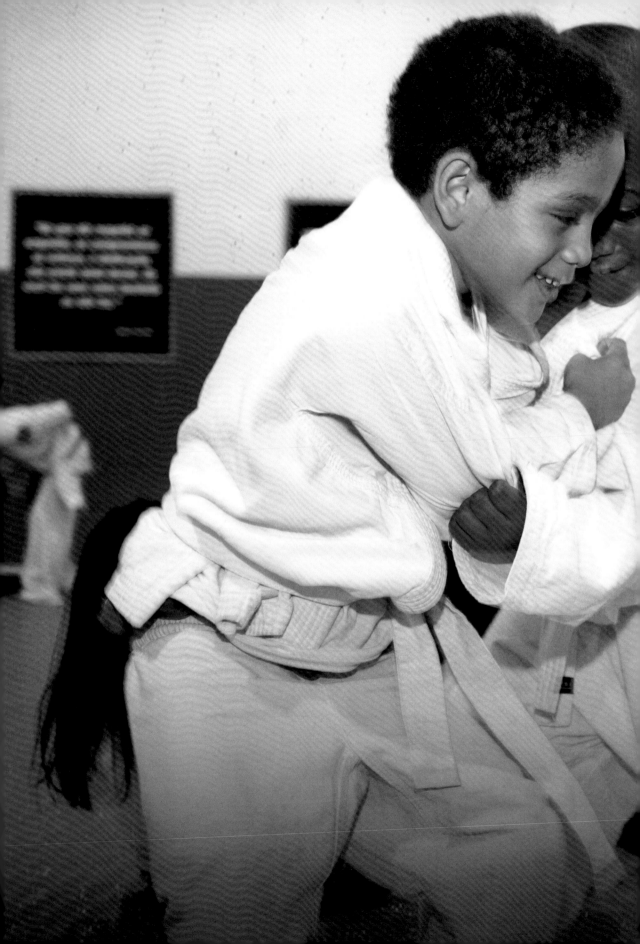

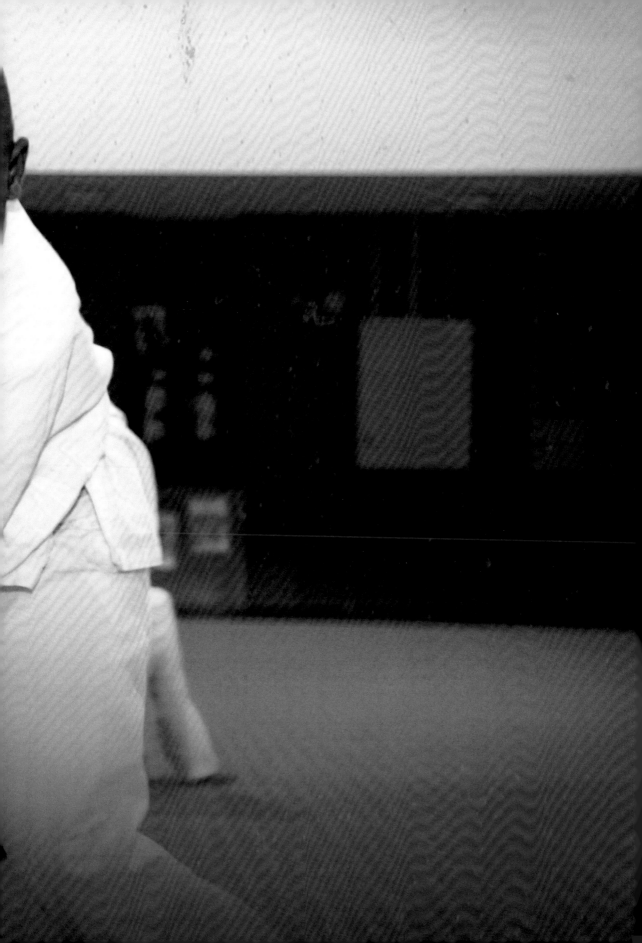

SOBRE AUTOESTIMA

Outro ensinamento: o abismo social tem mais nuances do que se avista, do morro ou do asfalto.

E, não importa o lado do despenhadeiro em que você esteja, todos têm muito a aprender e ganhar com o fim dessa fratura na coletividade. No dia a dia com os alunos do Polo Rocinha, Juliana, do Programa de Educação, constatou: crianças e jovens da Rocinha não se sentem participando de uma cidade que, de fato e de direito, é deles também. "O programa tem, em parte, esse intuito de quebrar barreiras invisíveis", sintetiza. "Já levamos alunos para andar no bondinho do Pão de Açúcar, o que tem um custo, claro, porém, o mais importante foi frequentar o espaço, conhecer a Praia Vermelha e fazer a trilha, para lembrar a eles que a cidade é deles. E que, se tiverem chance, podem usufruir. É o primeiro lugar que um turista visita ao chegar à cidade e muitos, nascidos aqui, nunca foram lá. Muitos não atravessam o túnel e se receberem um convite de emprego no Centro, não vão. O que é óbvio para a gente, não é óbvio para todo mundo", observa ela.

Em outra ocasião, a excursão teve como destino o campus da Universidade do Estado do Rio de Janeiro (Uerj), no bairro do Maracanã, Zona Norte da cidade. "Tiramos fotos na escadaria, conhecemos o Centro Acadêmico, e o aluno vai vendo que, quando terminar a escola, poderá escolher algo mais para estudar. É uma iniciativa nessa lógica de quebrar o ciclo da pobreza, onde se replica o que a mãe e o pai fazem. O cara só se vê trabalhando de caixa, carregando peso. E aí a gente começa a mostrar que ele pode ser o que quiser", afirma Juliana. Para além de necessárias injeções de autoestima, o Programa de Educação tem estrutura que não se restringe a aulas de reforço escolar.

A divisão das turmas, chamadas de Obi (em japonês, a faixa na cintura da vestimenta do judoca), se dá por idade: Obi 1 (4 a 6 anos); Obi 2 (7 a 9); Obi 3 (10 a 12); Obi 4 (13 a 15); e Obi 5 (16 em diante). Quando Juliana assumiu a coordenação, o Programa de Educação só existia no Polo Rocinha, e até o nível Obi 3. O resultado era que essa turma acumulava alunos de até 17 anos – e a metodologia adotada já não funcionava para grupos com idades tão variadas. Com o apoio de Leriana Figueiredo, personagem importante na história do Reação, então gerente executiva, hoje voluntária e integrante do conselho diretor, foram abertas as turmas Obi 4 e Obi 5. O programa se expande.

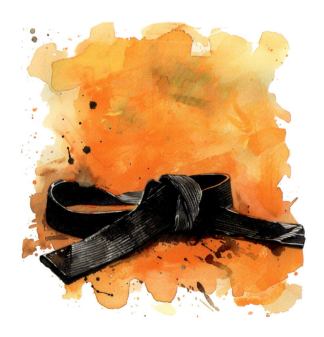

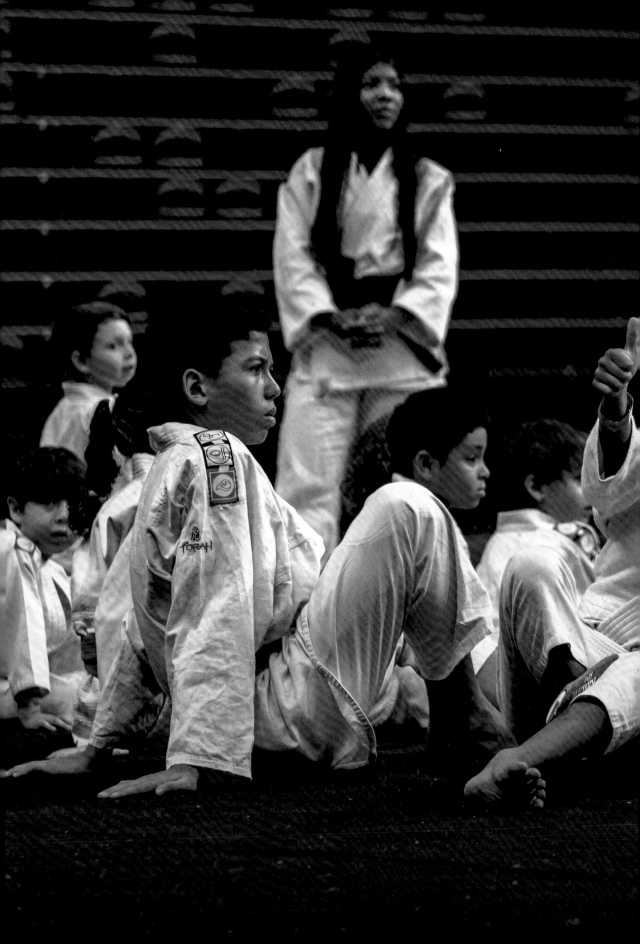

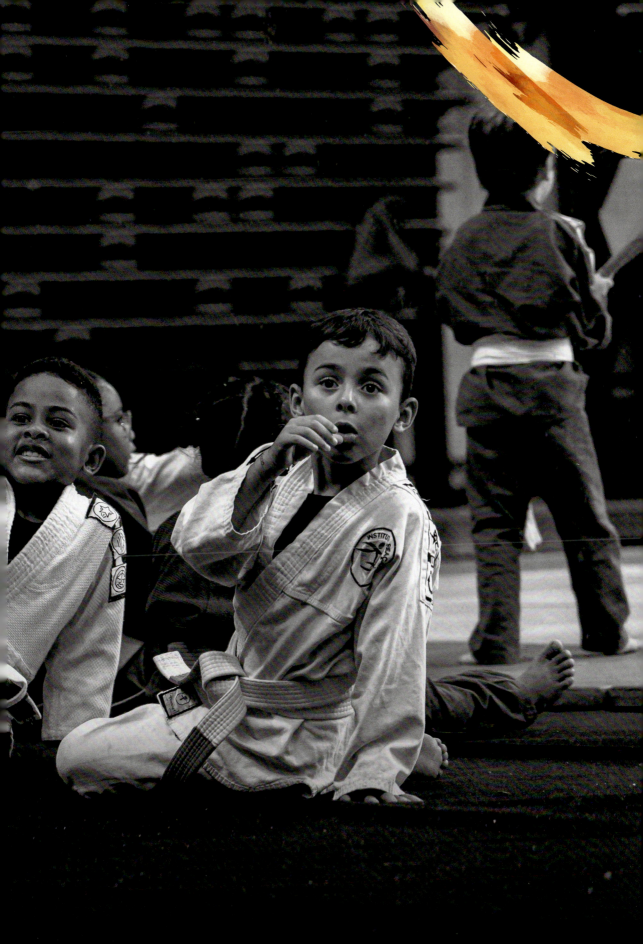

ACOLHIMENTO

A reestruturação das turmas ampliou o alcance do acolhimento proporcionado pelo Reação.

Coordenador do Programa Faixa-Preta, Cristiano de Oliveira menciona a existência de uma turma extra, a "Obi 5 + 18", com alunos de até 40 anos: "Nosso intuito não é matricular o aluno mais velho, mas criamos condições para que ele continue com a gente. Que faça, por exemplo, os treinos de jiu-jítsu, que acontecem à noite, três vezes por semana." Outrora aluno iniciante, o hoje engenheiro civil Rafael Marinho, citado alguns parágrafos atrás, é um dos frequentadores do tatame do Instituto nesse horário. Com iniciativas simples, a família Reação permanece unida – e sempre crescendo.

Dentro desse processo de aprendizado mútuo, Flávio Canto, fundador do Reação, pondera que a expressão "inclusão social", tão difundida, pode embutir uma armadilha. "Há uma hierarquia ali: você pensa em trazer alguém que está na base da pirâmide para conhecer quem está no topo, como se ali embaixo não houvesse valor. Você tem hoje mais de 20% da cidade do Rio vivendo em favelas, então, não conhecer esse outro lado da cidade também faz de você um excluído, certo?", questiona, antes de indicar um caminho. "O Reação passou a ser um lugar de integração, de mistura, e é para es:
cada vez mais."

"Integração" é também uma palavra-chave para se compreender a expansão do Instituto além das fronteiras do Rio de Janeiro. A estratégia que se provou mais acertada para essa difusão foi a de encontrar em outros estados pessoas movidas pelos mesmos princípios que norteiam o dia a dia no Instituto. "Antes, a gente crescia quando surgia oportunidade, parceria; hoje acabamos seguindo uma linha muito natural", define o empresário Luciano Gomide, o Nando, amigo de infância de Flávio e diretor-presidente do Reação. "No final, a gente quer estar com pessoas muito legais, que compartilhem da nossa cultura, do nosso DNA", acrescenta.

Foi exatamente assim com o primeiro polo que ganhou a marca do Reação fora do estado fluminense. Em 2016, David Moura, um dos grandes nomes do judô nacional na categoria +100kg, começou um projeto social com aulas da modalidade em Cuiabá, sua terra natal. Flávio, que o conheceu pouco antes de se aposentar das competições, quando Moura começava a brilhar nos tatames, encontrava-o com frequência para ajudá-lo a treinar. Acabou sugerindo abraçar a iniciativa, levando o conhecimento adquirido e a estrutura do Reação para o projeto de Moura no Mato Grosso. O enlace em Cuiabá aconteceu em 2020 e abriu caminho para outras iniciativas.

Não por acaso, nomes igualmente respeitados no judô aparecem à frente da criação, em 2021, do Polo de Tibau do Sul, no Rio Grande do Norte, capitaneado pelo treinador Geraldo Bernardes. Em Belo Horizonte não seria diferente: lá o polo surgiu em 2022 associado a projeto anterior do professor André Fernandes e do campeão mundial Luciano Corrêa, criado na própria capital mineira. Em São Paulo, o polo tomou forma em 2023, quando o Instituto Roldão, fundado e administrado desde 2017 pelos voluntários Diogo Castilho e Diuly Stival, passou a ficar sob as asas do Instituto Reação. Para todas essas frentes abertas, na cidade do Rio e Brasil afora, valem as palavras que um emocionado Flávio Canto registrou num vídeo de 2021 em homenagem ao Instituto: "É um lugar em que você junta muita gente e está todo mundo trazendo o seu melhor, e a esperança de melhorar as coisas."

VALORES

Ao longo desses 20 anos, o exercício do "cair e levantar", tão praticado no dojô, também trouxe aprendizado fora dele.

Entre erros e acertos, muita experiência foi adquirida na gestão do projeto. Com o passar do tempo, professores pioneiros das aulas de judô, como Flávio Canto e Eduardo Henrique de Macedo Soares, o Duda, deram lugar à primeira geração de senseis formada pelo Instituto: a de faixas-pretas como Rodrigo Borges, o Feijão, Cristiano de Oliveira e Aurimar Costa. E mesmo essa turma já abriu caminho, na rotina do tatame, para nomes mais novos. "Foi quando pensamos em desenvolver uma metodologia, um conjunto de valores que pudesse ser aplicado nas aulas por qualquer professor", revela o diretor-presidente, Luciano Gomide.

A gerente de Programas Juliana Borenstein observa que, nas aulas de judô, trabalha-se a técnica da arte marcial, evidentemente, mas também o lado socioemocional, por meio dos valores de Coragem, Humildade, Responsabilidade, Respeito, Superação e Solidariedade, inspirados na cultura do judô e do Bushido, o código do samurai. "O esporte é um ambiente fértil para isso, é uma ferramenta muito potente. Trabalhamos com vitória, derrota, frustrações. O cara treina meses e perde uma luta em dois segundos. E o judô não é esporte individual, absolutamente. Tem alguém que treinou contigo, tem o técnico. Tudo isso contribui para tornar as pessoas mais equilibradas", afirma com convicção Juliana. No Instituto Reação, esse conjunto de valores é abordado no tatame, na assistência social e na educação. "Assim é que a gente busca formar sujeitos que consigam lidar com suas emoções, no judô e fora dele."

A cada dois meses no ano, um dos valores é definido como tema e abordado nas aulas. "Forma-se uma espécie de jornada do herói. A metodologia hoje funciona, a gente trabalha os valores muito organizadamente desde cedo", conta Flávio. Personalidades dos esportes, e não só do judô, podem ser aproveitadas como ferramentas de aprendizado. "Podemos ter, por exemplo, histórias do Jesse Owens [o lendário atleta americano que ganhou quatro medalhas de ouro nos Jogos Olímpicos de Berlim, em plena Alemanha nazista] que conversam sobre Respeito", cita Flávio, antes de fazer outra comparação eficiente: "No período do valor Humildade, a gente pode explorar a máxima que usamos muito por aqui, a dos faixas-pretas com espírito de faixa-branca."

A ideia é que episódios e personagens do esporte sirvam de metáforas para tudo o que os alunos podem fazer longe dos tatames. "Estamos nos organizando para trazer personagens do próprio Reação para narrar suas histórias. Temos campeões em torneios, exemplos de superação para comprovar que passado não é destino. Eles ouvem esses relatos e percebem: Por que não eu?", resume Flávio. Concebida a partir do conhecimento produzido no Instituto, a metodologia de valores é chamada de Cicclo (os três "c" se referem a três fases de aprendizado: Construir, Conquistar e Compartilhar), mesmo nome da empresa criada para oferecer essa tecnologia a instituições privadas.

"Foi quando pensamos em desenvolver uma metodologia, um conjunto de valores que pudesse ser aplicado nas aulas por qualquer professor"

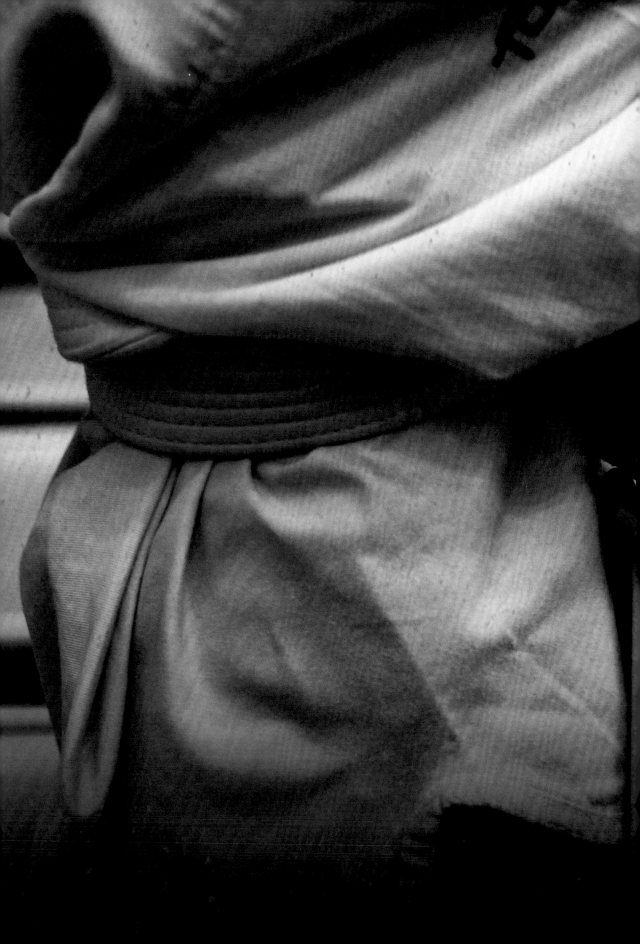

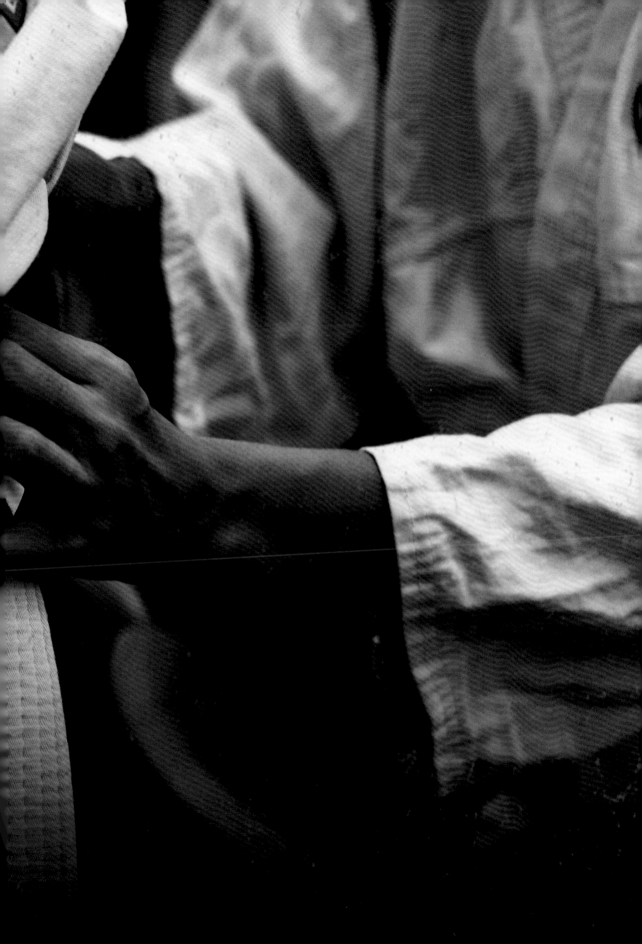

Há mais de duas décadas transformando vidas

DESENVOLVIMENTO SOCIAL SUSTENTÁVEL

Cicclo, a metodologia, nasceu dentro do Reação e tornou-se a empresa que tem como sócios Flávio Canto e Luciano Gomide.

"A partir daí, quando usamos a metodologia para ensinar alunos no Reação e em escolas particulares, sempre reforçando o lado socioemocional, o lado dos valores, aproximamos esses dois mundos, o das crianças da comunidade e o das que têm renda mais alta", aponta Cristiano de Oliveira, um dos primeiros faixas-pretas formados no Reação, que foi atleta e professor do Instituto antes de assumir o cargo de coordenador. "De médio a longo prazo, são geradas oportunidades para esses dois lados da sociedade. Está na nossa missão, como Reação e como Cicclo, difundir esse sentimento de compartilhar", diz Luciano Gomide. Ele cita a Visagio Consultoria, plataforma de transformação e desenvolvimento de negócios que apoia profundamente o aprimoramento dos processos internos do Reação: "A ideia é que o Reação se locuplete com o Cicclo. Qualquer tipo de troca é sempre a favor do Reação. A gente tem um sonho, eu, Flávio e a Visagio Consultoria, que é o de, amanhã, o Reação ser 100% sustentado pelo Cicclo."

Momentos já tradicionais, e periódicos, servem para a confraternização e a celebração das conquistas no Instituto. Entre esses encontros figuram o Inter Reação – a competição entre atletas dos diversos polos –, a Feira Cultural e Literária, o Festival da Educação e a Troca de Faixas, que é sempre o último dos acontecimentos do ano. No dia 2 de dezembro de 2023, ano do 20o aniversário do Reação, a Arena Olímpica 1, palco da Rio 2016, na Barra da Tijuca, Zona Oeste, abrigou um evento histórico. Ao longo de praticamente um dia inteiro, do início da manhã até o fim da tarde, professores, parentes e amigos de centenas de alunos das escolas privadas do Cicclo e do Instituto Reação dividiram as arquibancadas e o dojô em uma grande festa para a troca de faixas.

A história do Instituto Reação

Com Flávio Canto como mestre de cerimônias na Arena Olímpica, os presentes conheceram a metodologia desenvolvida no Reação, acompanhando sequências associadas às fases de aprendizado: Construir (ações como os cumprimentos exigidos no dojô e o ato de derrubar e levantar o amigo); Conquistar (execução das técnicas de judô aprendidas); e Compartilhar (a cerimônia de troca de faixas propriamente dita). A jornada naquele 2 de dezembro incluiu, entre outros momentos emocionantes, um vídeo curto com cenas clássicas do esporte. Uma delas trazia o maratonista brasileiro Vanderlei Cordeiro de Lima, que nos metros finais dos 42 quilômetros da maratona nos Jogos Olímpicos de Atenas 2004 foi agarrado por um sujeito, livrou-se dele com a ajuda de um espectador solidário e voltou à prova a tempo de conquistar uma medalha de bronze.

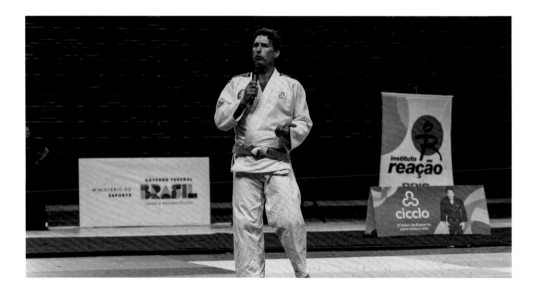

Convenhamos, é difícil encontrar metáfora mais eficiente para demonstrar Superação, um dos seis valores trabalhados na metodologia do Instituto, do que essa inacreditável cena do maratonista. Aquele dia longo e recompensador na Arena Olímpica, que reuniu em condições de igualdade crianças (e, na arquibancada, seus parentes) de variados quadrantes sociais e geográficos da cidade, é definido por Luciano Gomide, diretor executivo do Reação, com uma frase curta e definitiva: "Não é um projeto social, é um projeto de sociedade."

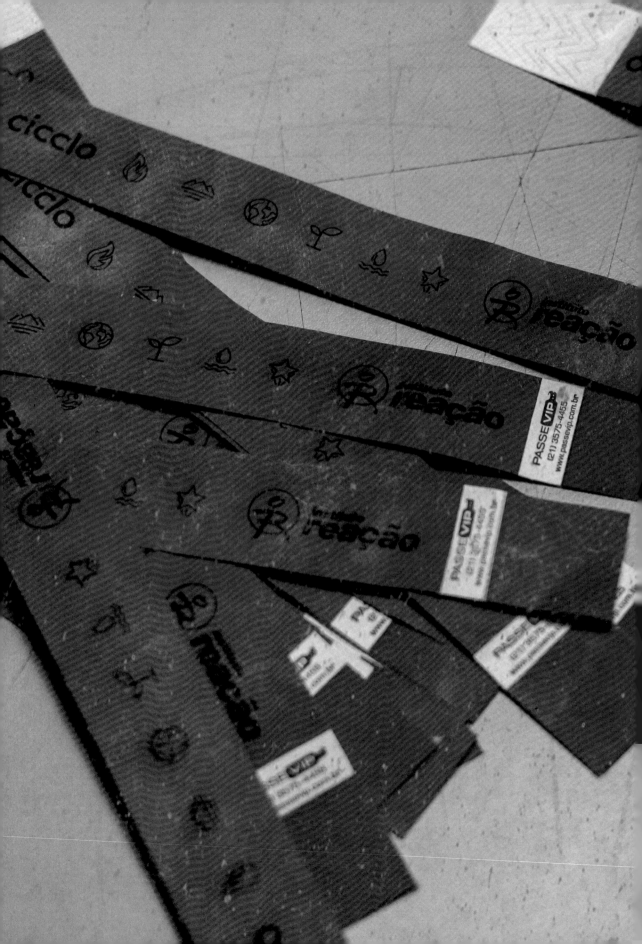

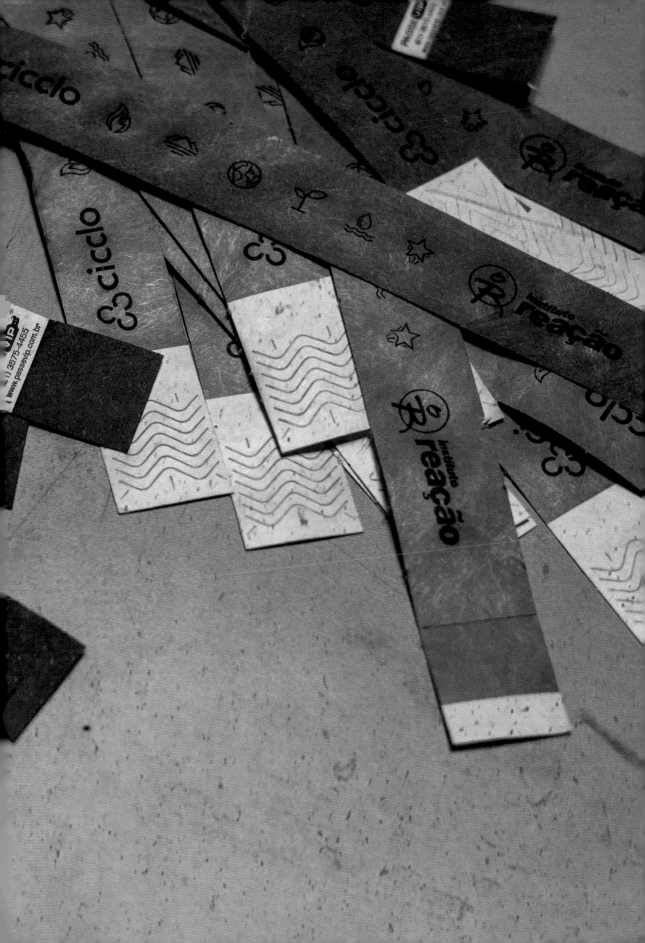

Há mais de duas décadas transformando vidas

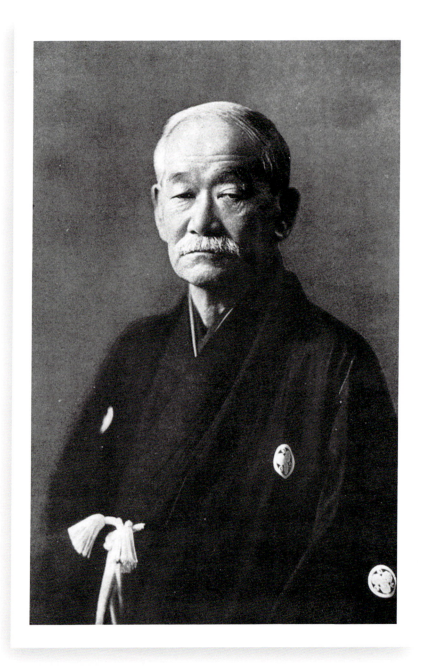

UMA INSPIRAÇÃO

Nos dojôs do Reação, e em eventos como a troca de faixas na Arena Olímpica, uma foto em preto e branco sempre ganha destaque.

É o retrato de Jigoro Kano, nascido em 28 de outubro de 1860, em Mikage, distrito de Hiogo, no Japão. Passados quase 200 anos, os ensinamentos do lendário criador do judô ecoam com força do outro lado do mundo, na Rocinha, cartão-postal da desigualdade e da potência do povo carioca. Do encontro improvável de personagem e cenário tão distantes – no tempo, na história e na geografia – surgiu, no Rio de Janeiro, em pleno século XXI, o Instituto Reação. Em 1882, quando estabeleceu as bases do judô, Jigoro Kano, mestre em artes marciais e, ele mesmo, um educador, professor universitário, conciliou práticas de combate do tradicional Jujutso – em que as lutas, originalmente, só terminavam com a morte de um dos contendores – com conceitos de respeito e disciplina, aliando desenvolvimento físico e mental.

Aqui nos trópicos, os dois princípios máximos estabelecidos pelo mestre – "benefício e prosperidade mútuos" – levaram aos três "C" do Reação: Construir, Conquistar e Compartilhar. Outro mote imortalizado por Jigoro Kano, "Senrioky Zenyo", é traduzido e respeitado por todos no Instituto: "máxima eficiência", diz a expressão em japonês. O resto é história: o "caminho suave" (tradução de "ju", suave, e "dô", caminho) espalhou tatames pelo planeta e coroou sua trajetória como arte marcial e filosofia de vida ao estrear, em 1964, nos Jogos Olímpicos do Japão. No dia a dia do Instituto Reação, que completa duas décadas de atuação, os ensinamentos de Jigoro Kano iluminam caminhos para mudar a vida de muita gente dentro e fora do tatame.

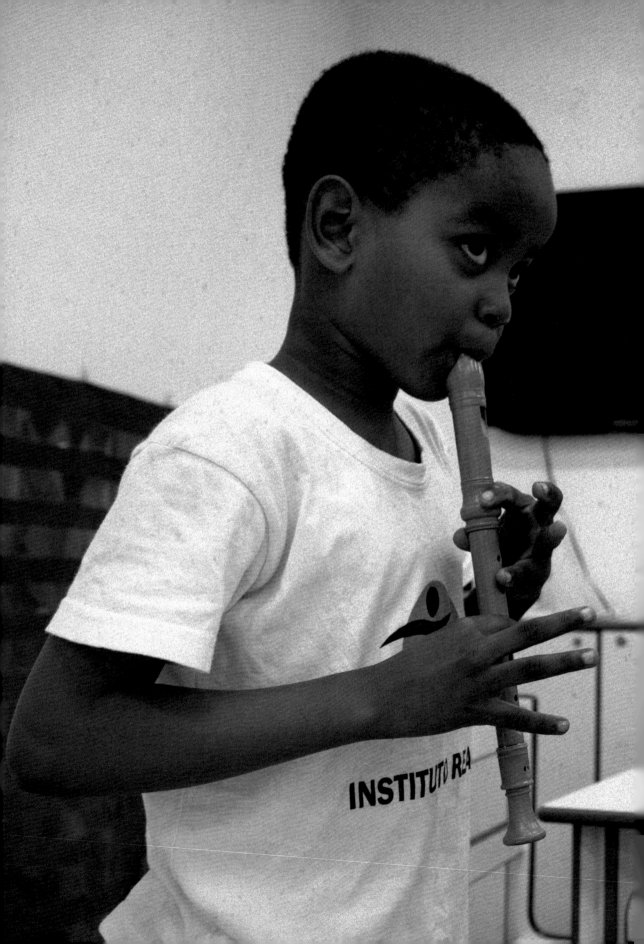

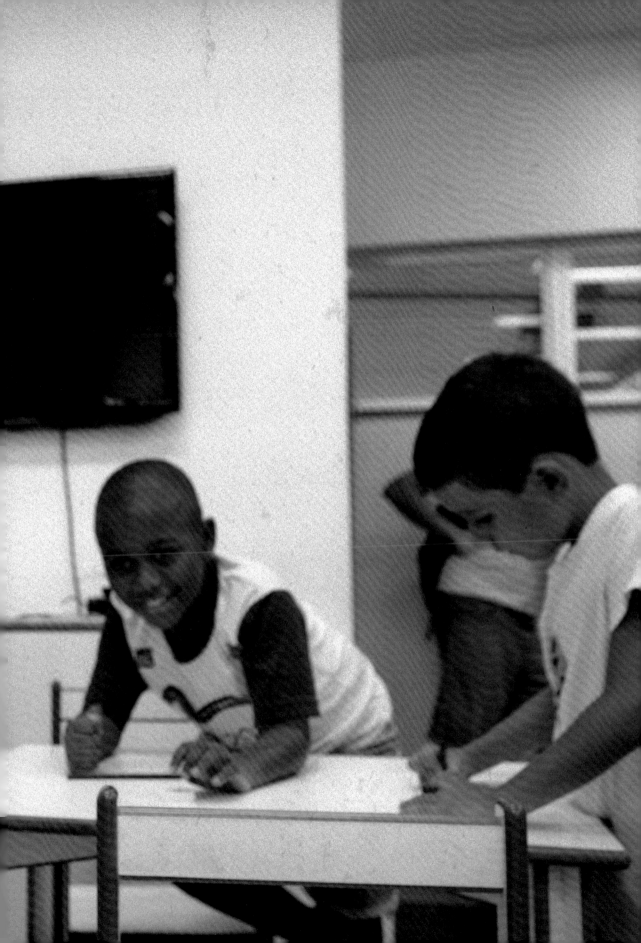

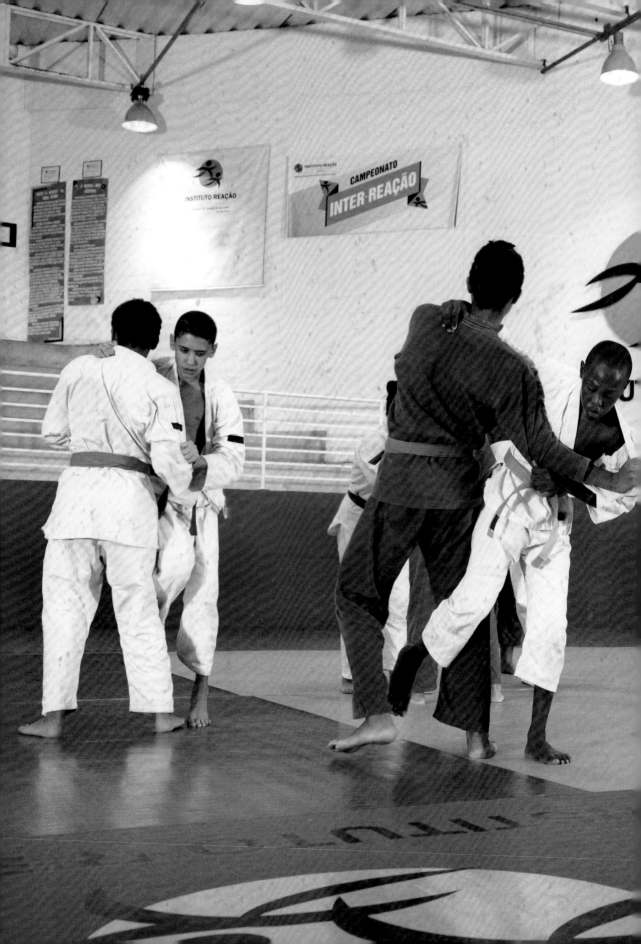

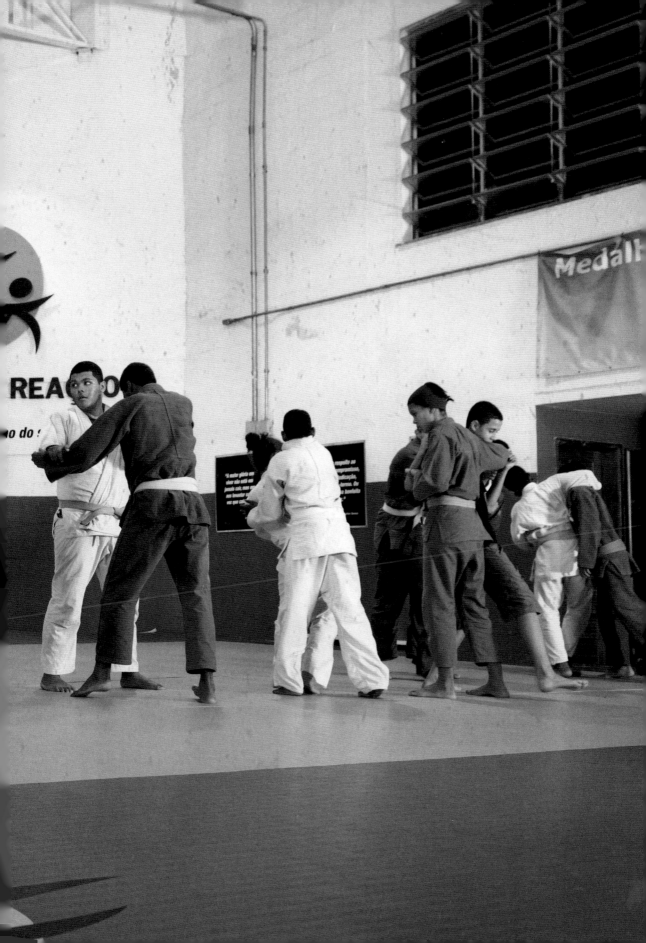

HISTÓRIA

INSTITUTO REAÇÃO: OS PRIMEIROS 20 ANOS

"Cair e levantar mais forte": a máxima que vem do judô, forjada na dura rotina de treinos e competições, sintetiza a filosofia do Instituto Reação.

Para quem conhece a história desde os primórdios, essa inspiração já estava presente antes mesmo do seu nascimento oficial, no dia 10 de abril de 2003. Derrotas, aprendizados e voltas por cima – em outras palavras, todo o processo de cair e levantar mais forte – pavimentaram os caminhos individuais e coletivos que levaram à sua criação. Em palestras, entrevistas, treinos, conversas, enfim, onde quer que tenha oportunidade, Flávio Canto, fundador do Reação, gosta de destacar uma característica singular do judô: "Antes de ensinar pelo protocolo da vitória, como a maioria das escolas ensina, o judô ensina pelo protocolo da derrota. A gente aprende primeiro a cair: cair para trás, cair para a frente, cair lateralmente, e aí depois, sim, a gente aprende a vencer." Nunca foi diferente com o Reação, com seus integrantes e com os que participam de seu crescimento até hoje.

A Rocinha é uma imensidão. Elevada a bairro no início dos anos 1990, é subdividida em diversas áreas com características próprias. A lista vai, para ficar em alguns exemplos mais conhecidos, da Via Ápia, do Caminho do Boiadeiro e do Bairro Barcelos, na parte baixa, ao Laboriaux, no alto do morro, passando por Roupa Suja, Macega – ambas na altura da pedra que separa a comunidade do bairro vizinho, Vidigal –, Cachopa e Dioneia, na região central. Ali, no Barcelos, em um imóvel da Associação de Moradores local, um pioneiro projeto ligado ao judô foi instalado por iniciativa do professor Pedro Gama Filho (1945-2004), grande incentivador do esporte a serviço da ação social. O Educação Criança Futuro surgiu na Rocinha, entre outras favelas da cidade, após uma parceria da extinta Universidade Gama Filho com a prefeitura do Rio. Em uma conversa com Pedro Gama Filho, num encontro casual no município de Búzios, na Região dos Lagos fluminense, Flávio Canto se ofereceu para dar aulas de judô como professor voluntário no projeto do amigo, com quem muito se identificava.

"Para mim, foi um choque", lembra Flávio. "De repente, eu estava em um universo no qual nunca tinha entrado. Era o ano 2000, uma época pré-internet, ainda mais apartada do que vivemos hoje. Ao lado da Associação havia uma boca de fumo. Comecei a entender rapidamente que aquilo que estava acontecendo era um projeto para mim também, não era só para a criançada." Naquele mesmo ano, o judoca ainda viveu um grande baque esportivo: sonhava com o alto do pódio, mas, derrotado na seletiva para as Olimpíadas de Sydney, tornou-se reserva da equipe escalada para os Jogos na Austrália. "No dia em que perdi a vaga de titular, vi que teria que transformar a queda em algo construtivo. E é essa a filosofia do judô, da cultura oriental como um todo. O samurai é aquele que serve a um momento maior. Encarei a ida para Sydney na condição de reserva como um momento para repensar. Quando voltei, já estava decidido a tentar fazer algo mais transformador, mais contínuo, consistente, perene."

A história do Instituto Reação

"De repente, eu estava em um universo no qual nunca tinha entrado."

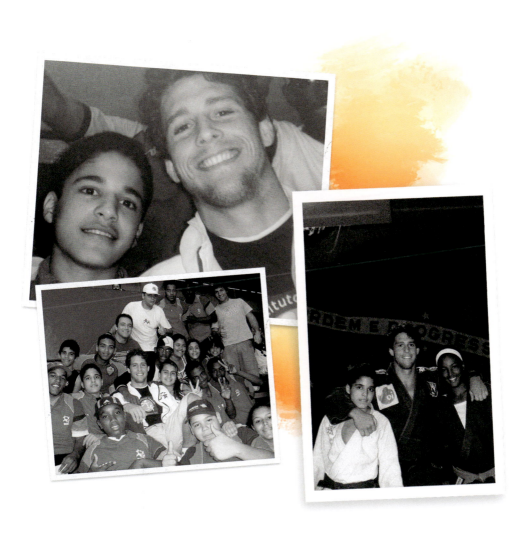

AÇÃO E REAÇÃO

Flávio Vianna de Ulhôa Canto nasceu na Inglaterra por circunstâncias familiares: seu pai, físico nuclear, estava fazendo doutorado na Europa.

Tinha 1 ano e 8 meses quando veio para o Brasil, onde ficou até os 9 anos, antes de novas temporadas da família em Berkeley e, novamente, Oxford. Tinha 11 anos quando voltou para o Brasil e, torcedor do Fluminense, tornou-se, de vez, um carioca da gema. Começou tarde no judô, um mês antes de completar 14 anos, em 1989. Mas, à custa de muito treino, dedicação e talento, desde o início com o apoio e o incentivo do treinador Geraldo Bernardes, aos 19 já integrava a equipe brasileira na modalidade. Jovem de classe média alta no Rio de Janeiro, ele conciliava a rotina puxada de atleta com estudos, lazer e, desde cedo, beneficência social. "Eram gestos pontuais de filantropia. Com amigos, ali pelos 16, 17 anos, fazíamos idas a orfanatos, programação de Páscoa. Depois dos 18, todo fim de ano, no Natal, passamos a nos encontrar para distribuir doações na rua", recorda-se. Não por acaso, vários desses amigos o acompanhariam na empreitada do Instituto Reação, a exemplo de Luiz Felipe D'Urso, primeiro responsável pelo Departamento Financeiro, e de Luciano Gomide, o Nando, hoje diretor-presidente do Instituto, com quem Flávio chegou a desenhar um projeto de alfabetização que não avançou – mas que, seguramente, tornou-se semente para o que viria a seguir.

No início, essa prática da ajuda ao próximo, compartilhada por parentes e amigos, deixava o treinador Geraldo Bernardes preocupado: atletas de ponta, para ele, tinham que descansar, e não varar a madrugada distribuindo sopão a pessoas em situação de rua. Para esse questionamento, a resposta de Flávio é a mesma até hoje: "A energia que ganho em ações como essa é maior do que a que gasto." E o próprio Geraldo, a propósito, não demoraria a mudar suas convicções. Mas voltemos à história: em 2000, ainda não havia Instituto Reação. Na Rocinha, levado por Pedro Gama Filho e dando seus primeiros passos em um projeto social ligado ao judô, Flávio Canto acumulava experiência – além dessa "energia do bem" – quando veio nova queda. Após um ano e meio de trabalho, o patrocínio da prefeitura ao projeto Educação Criança Futuro foi suspenso.

Deixar a Rocinha, àquela altura, seria abandonar os alunos que haviam abraçado o projeto. "Quando faltou a remuneração dos demais professores, a cargo da prefeitura, acabei ficando totalmente só, mas resolvido a não desistir, muito em função do apego que eu já tinha pela garotada", revelou Flávio em entrevista para Antonio Joaquim de Macedo Soares, autor de O Instituto Reação: um projeto social aplicado, dissertação de mestrado apresentada no Programa de Pós-Graduação em História Política e Bens Culturais da Fundação Getulio Vargas (FGV). A solução foi recorrer aos amigos que compartilhavam o mesmo desejo de mudar o mundo, iniciando pela ajuda ao próximo. Em reunião na casa dos pais, Flávio começou a desenhar o Instituto Reação: 15 sócios se comprometeriam com a doação de valores mensais por um ano, para assegurar a continuidade do projeto. Outros 30 nomes entrariam depois como colaboradores voluntários.
Os participantes foram convocados através de uma carta que o autor hoje considera "cafonérrima", com direito a citação dos versos de "Pra não dizer que não falei das flores", clássico de protesto composto por Geraldo Vandré nos conturbados anos 60 (aquela do "vem, vamos embora, que esperar não é saber / quem sabe faz a hora, não espera acontecer"). Mas funcionou. Àquela altura, eram conduzidos na cidade projetos similares ao da Rocinha, que, por questão de afinidades entre os respectivos responsáveis, foram imediatamente reunidos no Reação. "Gera na CDD e Duda e Jô na Pequena Cruzada compunham a tríade com a Rocinha", escreveu Flávio Canto em post no Instagram que celebrou o aniversário do projeto em 10 de abril de 2024.

Há mais de duas décadas transformando vidas

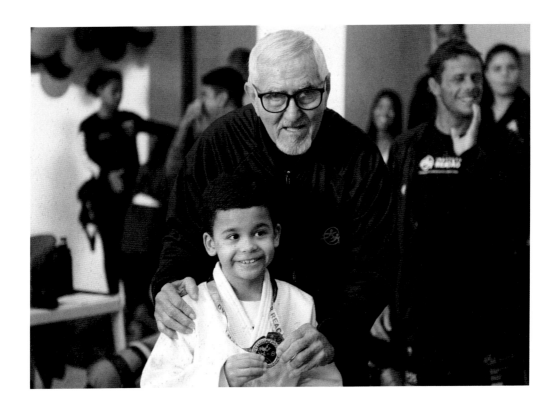

Já devidamente cooptado para o time da ação social, e fora do comando da Seleção Brasileira de Judô, Geraldo Bernardes (o "Gera" do post) havia passado a dar treinos para crianças de famílias de baixa renda da Cidade de Deus (CDD), na Zona Oeste do Rio. Duda e Jô, filho e pai, são, respectivamente, Eduardo Soares e Antonio Joaquim de Macedo Soares – ambos comandavam aulas de artes marciais para meninas na Pequena Cruzada, associação filantrópica na Lagoa, Zona Sul. "Era o começo da nossa, como sempre acreditamos, fábrica de gigantes", conclui Flávio, no post comemorativo.

"Era o começo da nossa, como sempre acreditamos, fábrica de gigantes"

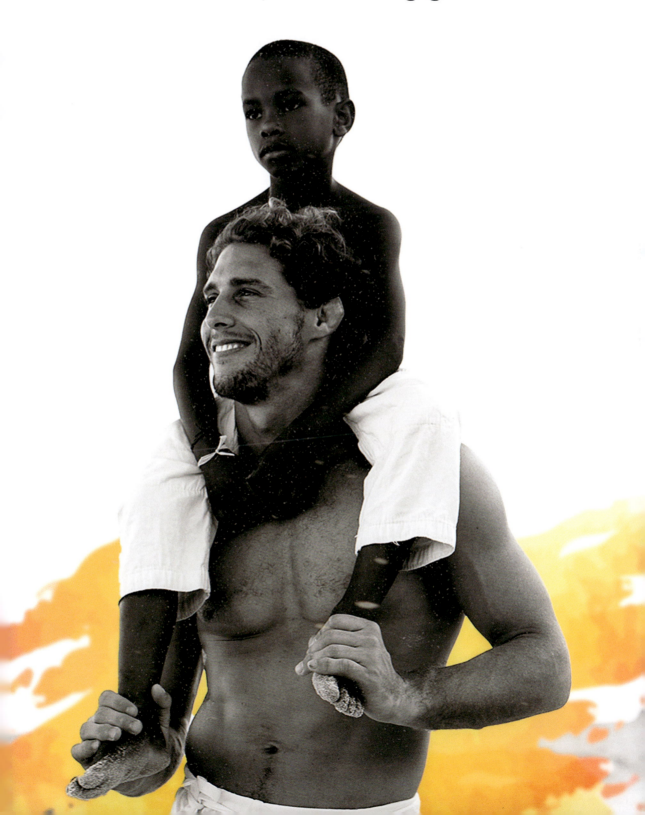

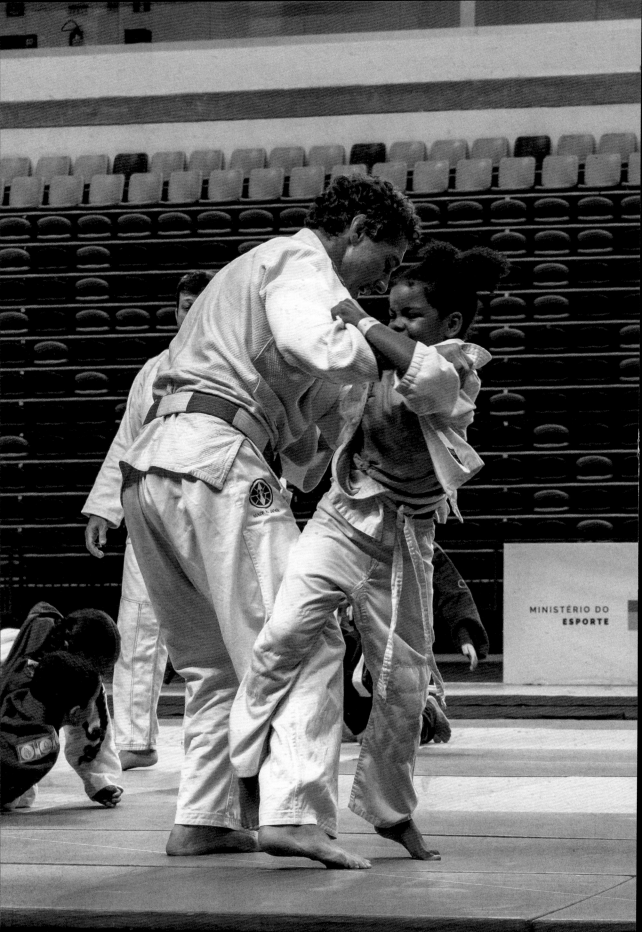

TREINOS ITINERANTES

Na sua dissertação de mestrado, Antonio Joaquim de Macedo Soares, o Jô, lembra que, no início, havia "mais ou menos 15 crianças na Rocinha e 12 na Pequena Cruzada".

A partir desses tímidos primeiros passos, o Instituto Reação chegou aos 20 anos com mais de 4.500 alunos em polos espalhados por cinco estados. Desde o início – nunca é demais repetir – jamais foi fácil. Eduardo Soares, o Duda, filho de Jô e integrante de primeira hora do projeto, observa que a sede passou por seis endereços, antes de atravessar de vez a passarela sobre a Estrada da Gávea e se instalar com mais estrutura no Complexo Esportivo da Rocinha. Dentro da comunidade, uma primeira estratégia de atração foi a da distribuição de quimonos. A garotada, curiosa, ia ver do que se tratava e acabava inscrita. Foi assim com Cristiano de Oliveira, ainda no tempo do projeto Educação Criança Futuro, em 2000. "Eu tinha 13 anos, estava um alvoroço e vi que tinha gente distribuindo roupa. Caí de paraquedas no judô", diverte-se ele, que foi um dos três primeiros alunos do Reação a ganhar bolsa para cursar faculdade. Formado em Educação Física, já deu aulas no Instituto e hoje coordena o Programa Faixa-Preta, que, a distância, pode ser definido como uma escola de judô que acompanha a trajetória de turmas de alunos dos 4 anos até os primeiros momentos da vida adulta.

Há mais de duas décadas transformando vidas

Da Associação de Moradores, as aulas de judô passaram para o pátio do Centro Integrado de Educação Pública (Ciep) Ayrton Senna, escola da vizinhança. "Permanecemos pouco tempo lá, não deu um ano: os estudantes não subiam para as aulas e ficavam assistindo ao judô", explica Cristiano. Outros pousos próximos foram a quadra da Acadêmicos da Rocinha – com direito a rolamento no chão mesmo – e o imóvel em construção de uma academia de ginástica. "Era no meio da poeira e do cimento, mas a gente sempre dava um jeito de seguir em frente", recorda-se, completando: "A gente não tinha condições, mas o Flávio, que estava lá no dia a dia, era uma referência, já tinha ido a uma Olimpíada. Fomos entendendo como eram as competições e começamos a sonhar, a ter esse brilho nos olhos. Queríamos virar atletas, ser campeões." A fase nômade ainda incluiu uma longa escala nas dependências do prédio, também próximo da Rocinha, que hoje abriga o Centro Municipal de Cidadania (e Clínica da Família) Rinaldo de Lamare – uma bem-vinda contribuição da ex-nadadora e dirigente esportiva Patrícia Amorim ao projeto. Em alguns momentos, também foi necessário improvisar com treinos nas areias da Praia de São Conrado.

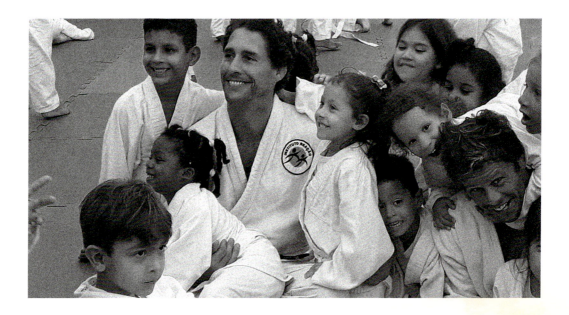

CONSTRUIR, CONQUISTAR E COMPARTILHAR

Confirmando o que costuma dizer – sobre o fato de a energia que recebe no trabalho social ser sempre maior do que a que despende nessa atividade –, Flávio Canto comemorou em 2004, um ano depois da criação oficial do Instituto, sua maior conquista no papel de atleta: a medalha de bronze nas Olimpíadas de Atenas.

A presença no pódio foi celebrada como uma vitória do Reação e um tremendo exemplo para a garotada. Diante da TV, com transmissão para todas as partes do mundo, brasileiros fãs do esporte em geral – e a torcida do Instituto em particular – festejaram muito. Dentro daquela família formada na Rocinha, a vitória de um tornou-se a vitória de todos.

A metodologia de valores que norteia o trabalho do Reação ("Construir, Conquistar e Compartilhar") inspira-se no Jita Kyoei, o "princípio da prosperidade e dos benefícios mútuos", concebido por Jigoro Kano, o criador do judô. A filosofia desenvolvida pelo pioneiro sensei no século XIX ecoa do outro lado do mundo, em pleno século XXI. A aplicação desses antigos conceitos na Rocinha e, em seguida, em outras regiões de vulnerabilidade social Brasil afora, surpreendeu pelos bons resultados obtidos. Muito rapidamente, o histórico bronze de Flávio Canto deixaria de ser o único feito digno de orgulho para alunos, voluntários e profissionais do Instituto Reação. Pois, ainda em 2004, Raquel Silva, atleta oriunda do Polo da Cidade de Deus, ganharia a primeira medalha internacional do Instituto, no Pan-Americano Pré-Juvenil de La Paz, na Bolívia. E, 12 anos depois, a irmã dela, Rafaela Silva, se consagraria campeã olímpica na Rio 2016.

"Nos primeiros dez anos de Reação, eu dava aula direto. Agora, meus alunos se tornaram faixas-pretas. E, a partir daí, começo a perceber que meu lugar é outro, que tem gente melhor para fazer esse papel", constata Flávio Canto. Essa foi a receita que fez o bolo crescer. Em março de 2010, o Instituto Reação inaugurou sua sede no Complexo Esportivo da Rocinha, um dos projetos do Programa de Aceleração do Crescimento (PAC), do governo federal, com três andares e espaço de 280 metros quadrados de tatame. O endereço é ligado à entrada da comunidade por uma passarela que, concebida pelo arquiteto Oscar Niemeyer, se ergue sobre a Estrada da Gávea. "O que acontece é que, se precisa haver deslocamento, não acontece o projeto. Temos que estar inseridos na comunidade. Conceitualmente, a gente atua em uma região vulnerável, eventualmente conflagrada. Se o aluno, acompanhado por um parente, tiver que andar três quilômetros, pegar um ônibus... não tem jeito", deixa claro o diretor executivo José Cândido Muricy. Em termos de distância, para aqueles que nascem na base da pirâmide social e econômica brasileira, já basta o muito que os afasta do topo.

O sensei Rodrigo Borges foi outro dos primeiros bolsistas locais a se formar em uma faculdade, também no curso de Educação Física. Ele é um dos perfilados no livro que celebrou a passagem dos 15 anos do Reação: na obra, nove personagens, ao rememorar as próprias histórias, revelam a trajetória do Instituto. No capítulo dedicado a ele, Rodrigo cita uma frase que, com variações, ouviu diversas vezes de Flávio Canto: "Origem não é destino." Com o apoio e os ensinamentos da mãe, a doméstica Neusa Maria Borges da Silva, e muita força de vontade, além das oportunidades e do aprendizado que obteve no Reação, ele foi além dos limites invisíveis que parecem bloquear o caminho dos moradores de comunidades como a Rocinha. "Estou quebrando um círculo vicioso: fui o primeiro na minha família a entrar para uma faculdade. A possibilidade de a minha filha fazer o mesmo já é muito maior", enfatiza no livro. Em casos como o dele, o Instituto Reação encurta distâncias.

PROCESSO DE EXPANSÃO (E AJUSTES)

Estruturado a partir dos tatames na Rocinha, na Cidade de Deus e na Pequena Cruzada, o Instituto Reação se arriscou além da "tríade" inicial com a abertura de um quarto polo, em Tubiacanga, bairro da Ilha do Governador, vizinho do Aeroporto Internacional Tom Jobim.

A nova instalação tomou forma em 2006 como uma parceria com a Infraero, a empresa brasileira de Infraestrutura Aeroportuária. "A gente já nasceu grande, mas com uma estrutura em formação, e deficitária. O passo à frente, Tubiacanga, surgiu de um contrato com a empresa pública que não foi renovado. Foi um Deus nos acuda e a gente pensou: não crescemos mais", lembra o hoje diretor-presidente Luciano Gomide, amigo de longa data de Flávio Canto que não estava entre os fundadores, mas começou no Reação encarando a dura tarefa de equilibrar os pratinhos de entradas e saídas financeiras.

Tubiacanga segue firme até hoje entre os polos cariocas, mas o Instituto ainda enfrentaria quedas ruidosas no fluxo de caixa. "Houve um momento em que vendíamos o almoço para pagar o jantar", conta Luciano, que, entre amigos no Reação, é chamado de Nando. "Certa vez tinha fechado um patrocínio de R$ 5 mil, o equivalente a 25% do nosso orçamento na época. Liguei todo feliz para o Tidel [Luiz Felipe D'Urso, outro amigo da turma e primeiro diretor financeiro do Reação] e ele disse, aliviado, que tinha acabado de receber a notícia do cancelamento de um aporte naquela mesma quantia", rememora Luciano. O movimento de "cair e levantar", do ponto de vista financeiro, também trouxe ensinamentos importantes. "Vimos que não podíamos ficar na dependência de um só patrocinador. E houve o advento da Lei de Incentivo ao Esporte, o marco do início da profissionalização da nossa gestão", recapitula o diretor-presidente referindo-se à lei que passou a permitir a aplicação de recursos de renúncia fiscal no meio esportivo.

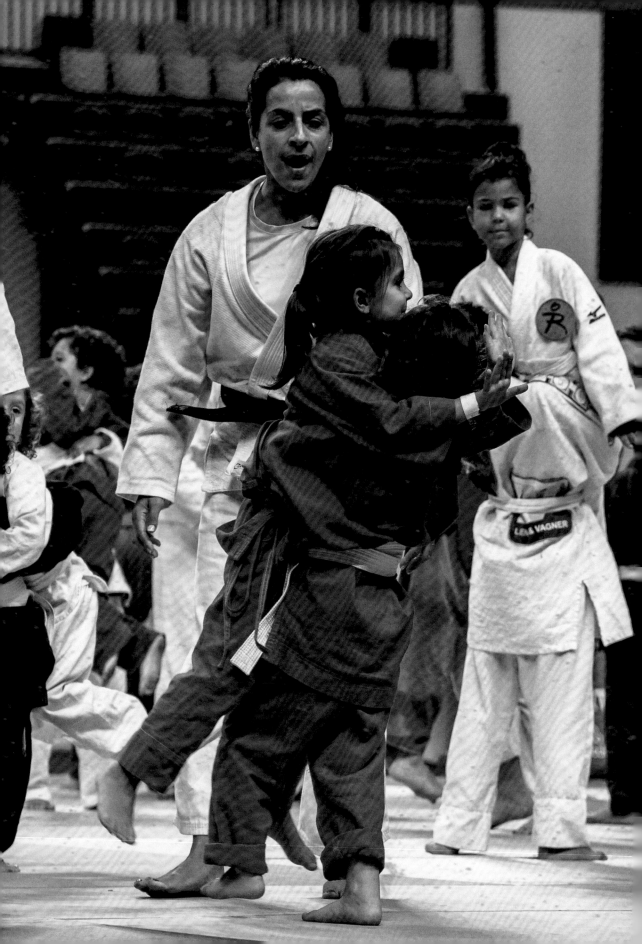

SEMPRE É SOBRE "CAIR E LEVANTAR MAIS FORTE"

Algumas quedas, no tatame e fora dele, deixam marcas para sempre – mas, por outro lado, desencadeiam reações potentes.

Os mais antigos se lembram da morte de Vinícius, jovem morador da Rocinha, julgado, condenado e morto por criminosos porque ousou visitar o baile funk de outra favela carioca. Eram três garotos, dois deles inscritos no Reação. Diogo se safou, mas passou anos se recuperando de graves ferimentos na perna e no braço. Eduardo Soares, o Duda, em depoimento à já citada dissertação de mestrado de seu pai sobre o Instituto, narra o episódio: "O maior baque, com certeza, foi quando o Flávio e eu fomos ao enterro de um aluno nosso, morto em uma guerra do tráfico. Ele foi enterrado com a camisa do Instituto Reação e a mãe nos abraçava e chorava muito. Ainda no cemitério, depois que todos tinham ido embora, o Flávio e eu olhávamos um para o outro, nos perguntando se valia a pena continuar com tudo isso." Flávio também nunca esqueceu: "No enterro, botaram uma camisa do Reação em cima do caixão. A garotada botou uma camisa do Reação sobre o peito dele, aquilo ali foi muito chocante. Eu vi que a gente tinha encontrado uma ferramenta que dava autoestima, pertencimento, aquilo que falta quando eles vão para o outro lado. Ali fiz as pazes com essa jornada de ter como carro-chefe a arte marcial."

A pancada mais recente atingiu o mundo inteiro, em especial as camadas da sociedade menos favorecidas. Quando a pandemia de covid-19 se alastrou pelo Brasil, a partir de fevereiro de 2020, o vírus tinha caminho aberto para ceifar vidas: não havia vacina e, pior, não havia informação sobre medidas eficazes de prevenção e tratamento. Como efeito colateral em um país com tanta desigualdade, o isolamento – determinado para evitar a transmissão – trancou em casa milhões de pessoas que precisavam ir às ruas para garantir o sustento de cada dia. Cresceram o desemprego, a fome e todas as outras mazelas que a pobreza gera. No Reação, as restrições foram grandes: aulas suspensas, trabalho apenas remoto e atividades proibidas.

Com a garotada em casa, e muitas famílias em situação de enorme carência, o Instituto Reação foi à luta, mas de um jeito diferente. "O Programa de Educação se ampliou durante a pandemia e ainda desenvolvemos aulas de judô virtual. Viramos atores, a criatividade imperou", conta a gerente de Programas Juliana Borenstein, que antes ocupava o posto de coordenadora do Programa de Educação. "Achávamos que logo íamos voltar à normalidade, mas aí começou a demorar. Ficamos quase dois anos em casa e vimos que precisávamos de luz, de tripé, de um esquema mais profissional. A gente não deixou de manter o vínculo com o aluno", garante ela. Além das aulas remotas – uma almofada na casa de Flávio Canto ganhou uma faixa e até nome, "Wilson", para ajudar nos treinos virtuais –, foram desenvolvidas campanhas de apoio à comunidade. Foi o caso da "Ippon no Corona", depois rebatizada de "Vencendo Juntos", que, por meio de parcerias, arrecadou e distribuiu cartões de alimentação para mais de 12 mil famílias pelo Brasil. O movimento solidário virou programa de TV e tornou-se uma ferramenta permanente, pronta para ser usada em ações em prol da sociedade.

Senseis, além dos profissionais das áreas de educação, psicólogos e assistentes sociais, se desdobraram em atividades como a distribuição de cestas básicas e o atendimento às famílias. Nas redes sociais, uma imagem comovente, de 13 de abril de 2020, mostra três dos primeiros faixas-pretas do Reação, Cristiano de Oliveira, Rodrigo Borges e Aurimar Costa, em roupas comuns, sem quimono, colaborando na organização e distribuição das cestas doadas que garantiriam a subsistência de 2 mil pessoas por três meses. A credibilidade e a conexão do Instituto com inúmeras famílias em situação de vulnerabilidade levaram o Reação a atrair parceiros interessados em contribuir. "Dei mais de 50 aulas on-line, a câmera pendurada, a almofada virava amiguinho, ganhava um nome e a gente ia em frente", lembra Cristiano. O atual coordenador do Programa Faixa-Preta conclui que também na pandemia o Reação levantou mais forte: "A galera da educação se aprimorou na produção de vídeos, de material para as aulas. A gente soube aproveitar esse momento para crescer em meio às muitas dificuldades, mas não foi fácil."

> *"O Programa de Educação se ampliou durante a pandemia e ainda desenvolvemos aulas de judô virtual. Viramos atores, a criatividade imperou"*

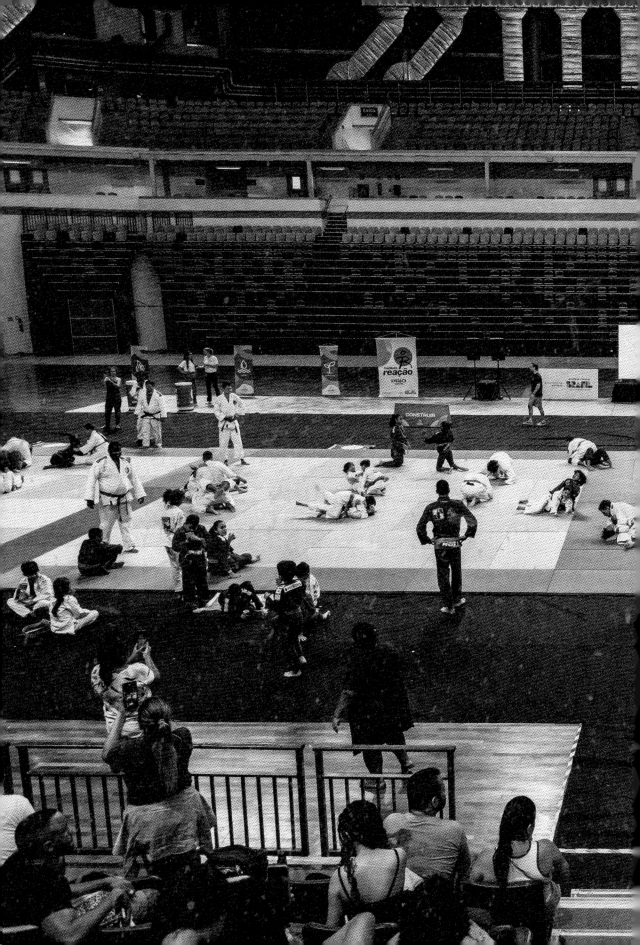

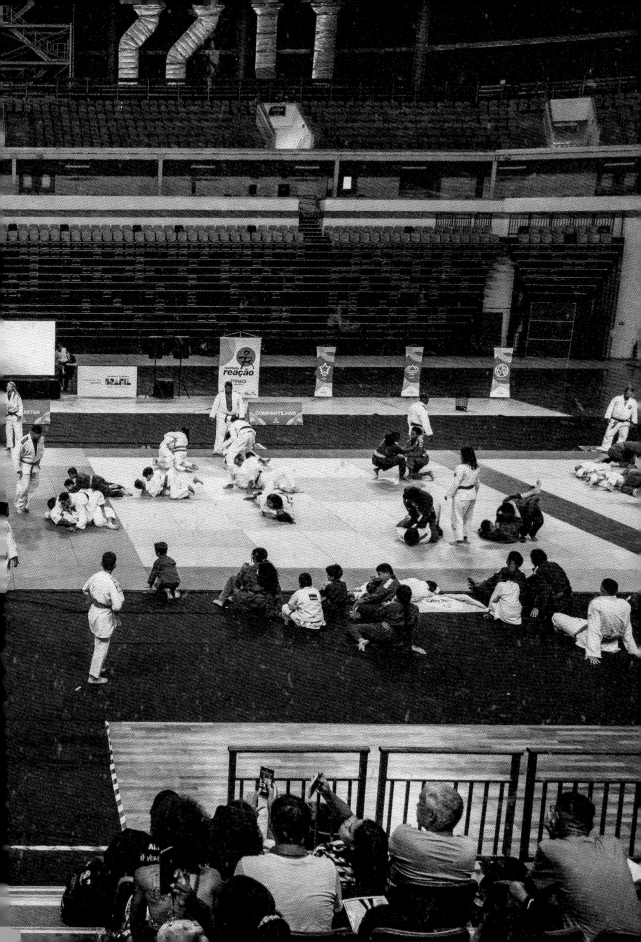

"O HOMEM É DO TAMANHO DO SEU SONHO"

A gerente de Programas Juliana Borenstein reitera que durante a pandemia a implementação do Programa de Educação se consolidou em todos os polos.

E, eliminadas as necessárias limitações impostas pela covid-19, o Instituto Reação seguiu seu Caminho Potente. Ainda em 2020, o Polo Cuiabá, comandado pelo vice-campeão mundial David Moura, foi o primeiro a surgir fora do Rio. Em seguida vieram as unidades de Tibau do Sul (2021), no Rio Grande do Norte, pelas mãos de Geraldo Bernardes; de Belo Horizonte (2022), parceria de André Fernandes e de Luciano Corrêa, campeão mundial no tatame; e de São Paulo (2023), empreitada social de longa história, tocada por Diuly Stival e Diogo Castilho. Com sua "fábrica de gigantes" em fase de crescimento sustentável, os "faixas-pretas dentro e fora do tatame" se multiplicam. "No Reação, o garoto que vira engenheiro, advogado, sonhou muitos anos ser campeão mundial, olímpico, e até mesmo se saiu bem nas competições. Nosso time de atletas aparece sempre entre os melhores do Rio e do Brasil há anos", orgulha-se Flávio Canto.

O bom desempenho no tatame – e fora dele – alimenta um círculo virtuoso: oferece aos que entram no Instituto Reação exemplos inspiradores e, para quem acompanha o projeto de longe, estímulo para contribuir. Parcerias pessoais ou corporativas, doações e outras formas de solidariedade são sempre bem-vindas. Todo mundo, aliás, é acolhido pelo projeto: são bons exemplos dessa proposta, entre outras atitudes, a abertura do espaço para o treinamento de atletas de fora do Reação, como o congolês Popole Misenga, que viria a integrar a primeira delegação de refugiados a participar de uma Olimpíada, nos Jogos de 2016, no Rio de Janeiro. Ou, no dia a dia, a completa integração de pessoas com alguma deficiência nas aulas de judô.

A lista de quem já visitou a sede do Reação é longa... Inclui figuras do poder público, representantes de empresas e delegações de atletas de países diversos – como Rússia, Geórgia, França, Canadá, Estados Unidos, Emirados Árabes – e, é claro, personalidades do esporte e da cultura. Às vezes o visitante representa tanto a cultura quanto o esporte, caso do francês Thierry Frémaux, diretor do Festival de Cinema de Cannes e também ex-atleta de judô, que esteve na sede da Rocinha em dezembro de 2023. Anos antes, em 2015, em um encontro repleto de simbolismo, a lutadora americana Ronda Rousey, estrela do MMA, aproveitou a ida ao Complexo Esportivo da Rocinha para presentear o Instituto com seu cinturão de campeã do UFC. "Tocou meu coração o que vi aqui, a maneira como fui recebida no Brasil nunca aconteceu em nenhum lugar do mundo. Eu me inspiro vendo vocês treinando e queria de alguma forma inspirar vocês também", disse.

Ultrapassada a marca dos 20 anos de luta, o sonho grande, nascido num pequeno espaço, segue crescendo. No Complexo Esportivo da Rocinha, o Reação, com as obras finalizadas, vai se tornar uma "Kodokan tupiniquim", nas palavras de Flávio, numa referência ao nome da academia criada no Japão por Jigoro Kano, o pai do judô. O imóvel ganhará um quarto piso para acomodar mais salas de aula e um tatame de cerca de 600 metros quadrados – o dobro da área do dojô atual. Com essa ampliação, o número de alunos atendidos na sede (hoje são 600) também vai duplicar, e a equipe de alto rendimento, o Reação Olímpico, passará a treinar nas novas instalações. Dois detalhes, no entanto, seguirão sem alterações: o dojô batizado em homenagem a Pedro Gama Filho, que levou Flávio Canto até a Rocinha pela primeira vez, em 2000, e a frase sugestiva inscrita na parede do espaço de treinamentos "O homem é do tamanho do seu sonho", ensina o poeta português Fernando Pessoa.

Há mais de duas décadas transformando vidas

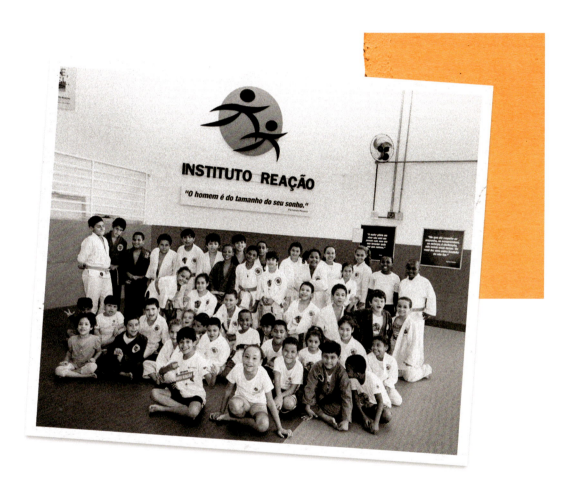

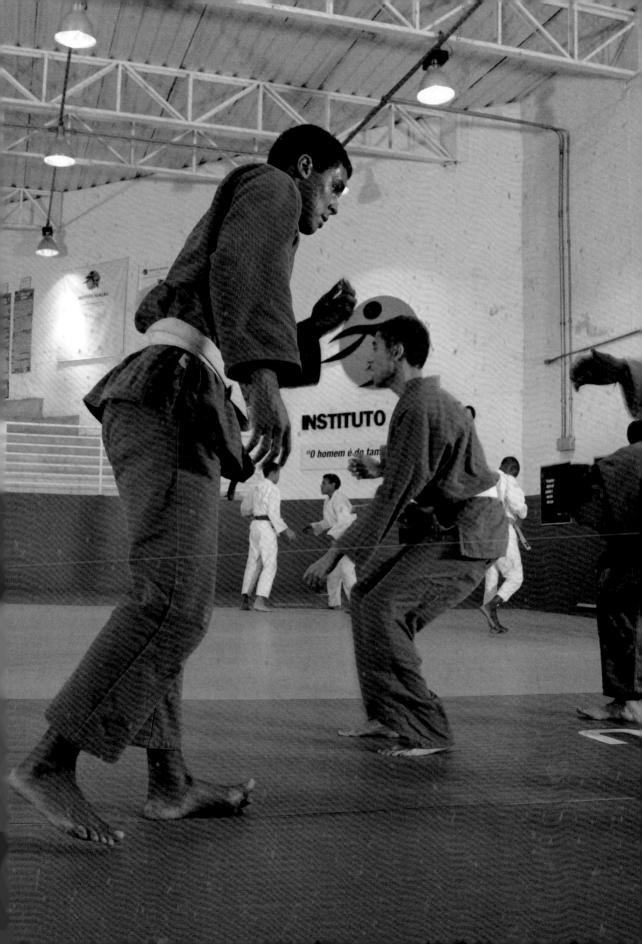

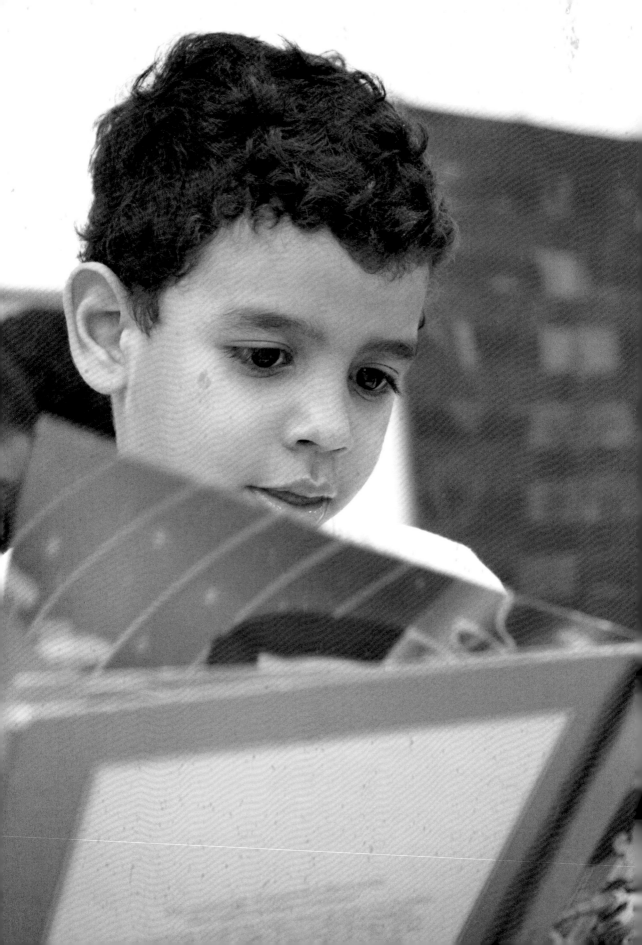

LINHA DO TEMPO

Há mais de duas décadas transformando vidas

OS PRIMEIROS 20 ANOS

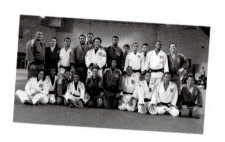

2003

O dia 10 de abril marca a criação oficial do Instituto Reação, projeto social de aulas de judô para crianças na Rocinha, na Pequena Cruzada e na Cidade de Deus.

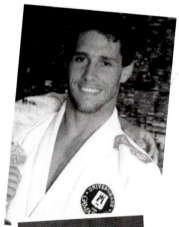

2004

Flávio Canto, fundador do Instituto, ganha medalha de bronze nos Jogos Olímpicos de Atenas.

Raquel Silva conquista a primeira medalha internacional do Reação, no Pan-Americano Pré-Juvenil, em La Paz, na Bolívia.

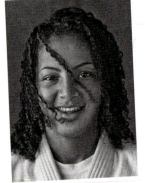

A história do Instituto Reação

2005

Como atleta do Reação, Aurimar Costa conquista medalha de ouro no Campeonato Estadual de Judô.

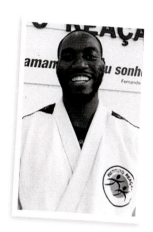

2006

Inauguração do Polo Tubiacanga, na Ilha do Governador, Rio de Janeiro. O Instituto Reação conquista, pela primeira vez, o campeonato da Federação de Judô do Estado do Rio de Janeiro (FJERJ).

2007

Rodrigo Borges é o primeiro bolsista do Instituto a se graduar em faculdade: forma-se em Educação Física.

2008

Aurimar Costa, Rodrigo Borges e Cristiano Silva de Oliveira são os primeiros faixas-pretas formados no Instituto Reação.

Há mais de duas décadas transformando vidas

Implementação do Programa Reação Educação

2009

Institucionalização do programa de bolsas de estudo para Ensino Fundamental e Médio.

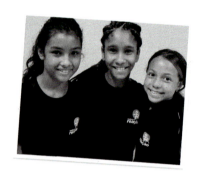

2010

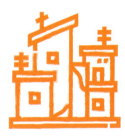

Criada dentro de uma Associação de Moradores local, e depois de ocupar outros endereços na região, a sede do Reação se instala no Complexo Esportivo da Rocinha.

2011

O Instituto Reação vence o circuito de alto rendimento do Campeonato Carioca de Judô, com 63 medalhas conquistadas por seus alunos (25 de ouro, 21 de prata e 17 de bronze).

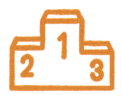

A história do Instituto Reação

2012

É realizado o primeiro Inter Reação, torneio entre os atletas dos polos do Instituto.

O Reação tem sua primeira atleta em uma Olimpíada: Rafaela Silva, cria do Polo Cidade de Deus, luta nos Jogos de Londres.

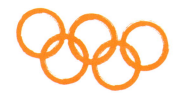

2013

O Instituto Reação promove, na Rocinha, a sua primeira Festa Literária.

Rafaela Silva torna-se a primeira brasileira a vencer o Mundial de Judô.

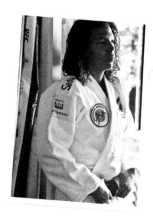

2014

A lutadora americana Ronda Rousey, estrela do MMA, visita a sede do Reação, na Rocinha, onde treina com Rafaela Silva e Flávio Canto.

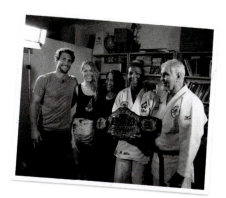

Há mais de duas décadas transformando vidas

2015

Victor Penalber, atleta do Reação, ganha medalha de bronze no Mundial de Astana, no Cazaquistão. O Instituto ultrapassa a marca de mil alunos inscritos.

Dois anos depois de chegar ao Rio para competir em um Mundial, e de ser resgatado das ruas da cidade, o congolês Popole Misenga ingressa no Reação.

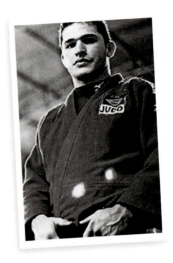

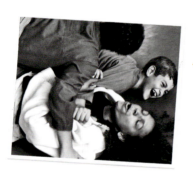

2016

Rafaela Silva é campeã olímpica na Rio 2016.

Treinando no Reação, o congolês Popole Misenga e sua conterrânea Bukasa Mabika Yolande integram a primeira equipe de refugiados da história das Olimpíadas.

2017

Atleta do Reação, David Moura é vice-campeão no Mundial de Budapeste.

O Instituto Doar e a revista Época incluem o Reação entre as 100 melhores ONGs do Brasil.

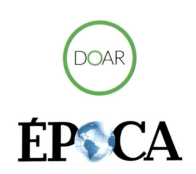

2018

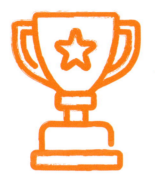

O Instituto Reação completa 15 anos.

O treinador Geraldo Bernardes, um dos fundadores do Reação, recebe o Troféu COI, do Comitê Olímpico Internacional.

O Reação é campeão do 1o GP Nacional Misto Interclubes.

O Instituto Reação recebe o prêmio de Melhor ONG Esportiva do Brasil.

2019

É implementada a metodologia de valores do Instituto.

Anna Belém, atleta do Instituto, conquista a medalha de ouro no Mundial Juvenil de Judô.

Implementação do Programa Reação Com Elas.

O Reação é considerado o melhor clube da temporada 2019, de acordo com ranking inédito da Confederação Brasileira de Judô (CBJ).

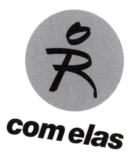

2020

Sob a coordenação de David Moura, é inaugurado o Polo Cuiabá (MT), o primeiro da rede do Instituto Reação fora do Rio.

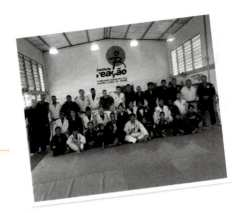

2021

Na cidade de Tibau do Sul, Geraldo Bernardes abre um Polo Reação no Rio Grande do Norte.

O Reação é Campeão Carioca de Judô.

2022

Com o fim da emergência de saúde pública provocada pela pandemia de covid-19, em abril, são retomados os eventos presenciais.

Nasce o Polo de Belo Horizonte.

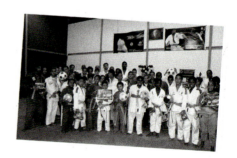

A história do Instituto Reação

2023

O Instituto Roldão, projeto social ligado ao judô, torna-se parceiro e primeiro Polo Reação na capital paulista.

A equipe do Instituto Reação, no seu 20º aniversário, conquista 139 medalhas em competições nacionais e, pelo segundo ano consecutivo, fica em primeiro lugar no ranking da CBJ.

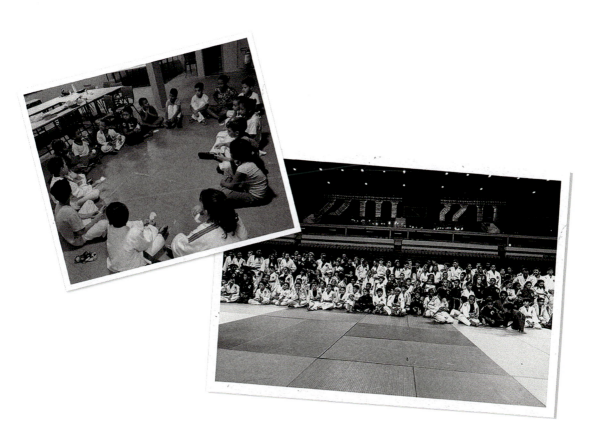

Há mais de duas décadas transformando vidas

INSTITUTO REAÇÃO – POLO ROLDÃO (SÃO PAULO)

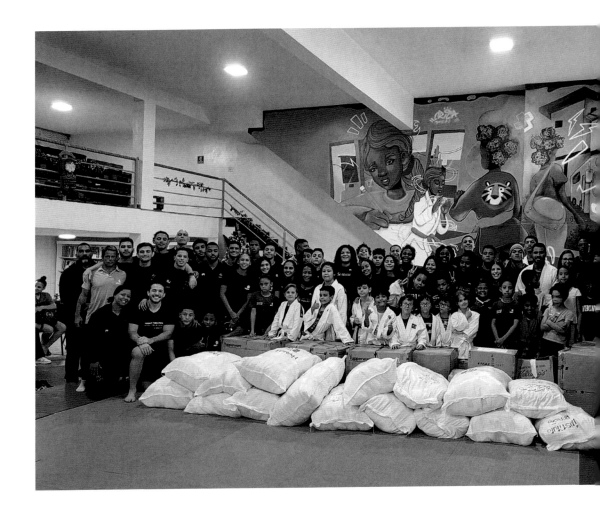

A história do Instituto Reação

Em outubro de 2023, ano em que completou duas décadas de história, o Instituto Reação inaugurou, em São Paulo, um tatame para chamar de seu.

Esse ansiado movimento de expansão se materializou na forma de um grande encontro, simbolizado pelo nome de batismo do projeto: Instituto Reação – Polo Roldão. Ao fincar sua bandeira no quinto estado do país – além do berço no Rio de Janeiro e unidades em Mato Grosso, Minas Gerais e no Rio Grande do Norte –, o Reação uniu-se à bela trajetória do Instituto Roldão, que desde 2007 promove um trabalho voluntário de aulas de judô para crianças em situação de vulnerabilidade na capital paulista. Uma iniciativa formada, como dá para notar, por "gente como a gente", na definição de Flávio Canto, em palavras proferidas quando ele convidou um antigo colega de tatame, Diogo Castilho, a somarem esforços.

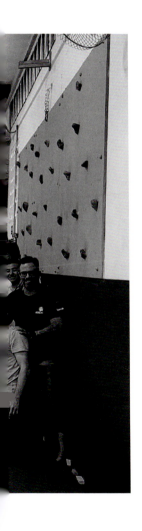

Há 17 anos, o quimono de Diogo já estava meio esquecido no fundo do armário quando, durante uma conversa por telefone com um amigo do grupo jovem da sua igreja, ele estranhou a barulheira que ouvia. O amigo explicou que estava em um abrigo para menores, onde se encontrava uma criança que ambos conheciam, famosa pelo muito que aprontava nas missas e em outros eventos religiosos frequentados por eles – tocar o sino da igreja era uma de suas estrepolias favoritas. Papo vai, papo vem, o faixa-preta aposentado teve a ideia de oferecer treinos de judô para aquela garotada. As aulas noturnas, duas vezes por semana, na garagem da casa onde funcionava o Abrigo Roberto Borghi, na Freguesia do Ó, começaram do jeito que dava. Não havia quimonos para todos e o tatame levado por Diogo era de palha. Na parte de condicionamento físico, estrados de cama, um sofá e outros objetos foram improvisados para formar um circuito por onde a meninada corria, saltava e rolava. Por pura necessidade, Diogo inventara uma pioneira variação de crossFit.

O "público-alvo" do professor voluntário de judô era formado por crianças de idades variadas que, entre outras desventuras, tinham sido abandonadas pela família ou haviam sofrido algum tipo de abuso e por isso haviam sido encaminhadas para acolhimento. "Entenda, a pobreza é terrível, mas aqueles meninos não eram vítimas só da pobreza", frisa Diogo. A ação social, nessas circunstâncias, torna-se ainda mais complexa – e necessária. A carência de meios era grande, mas, por outro lado, havia o apoio de "gente como a gente", sempre disposta a ajudar o próximo. Desde o início, Diogo contou com a colaboração incansável de Diuly Stival, com quem viria a se casar em 2011. Foi a presença dela que levou as meninas do abrigo para o tatame. "Elas disseram que, se eu pusesse o quimono e fosse treinar, iriam também", conta Diuly, que não tinha maiores intimidades com as artes marciais e hoje é faixa-laranja.

"Entenda, a pobreza é terrível, mas aqueles meninos não eram vítimas só da probreza."

A turma cresce

Bem recebidas, as aulas de judô ganhavam público e alguma estrutura. Devido às condições precárias da casa em que estava instalado, o Abrigo Roberto Borghi foi transferido para outro endereço, no bairro de Brasilândia. Ali, a área do tatame foi ampliada e o número de pequenos judocas saltou dos 15 alunos originais para mais de 60. Curiosas, crianças da vizinhança também começaram a surgir, vindas até de bairros próximos, como Cachoeirinha e Jardim Peri. Sempre "no amor", contando com a solidariedade de outros voluntários, Diogo e Diuly se desdobravam, em busca de saídas criativas para, além dos treinos, levar as crianças para participar de programas culturais e competições. Em um torneio de 2008, no bairro de Pompeia, os alunos, já empolgados com a oportunidade de visitar uma região mais nobre da cidade, voltaram para o abrigo eufóricos, como a equipe campeã. "Perguntei o que eles queriam de prêmio e as escolhas ficaram entre comer pizza e conhecer uma piscina. Fizemos as duas coisas e repetimos esse programa muitas vezes", lembra Diogo.

Aventura mais ousada foi levar uma equipe de dez atletas para competir em Belo Horizonte, a convite do judoca Luciano Corrêa, um dos criadores do Instituto Arrasta – que (não por acaso) deu origem ao Polo Reação de Minas Gerais. "Imagine o processo burocrático, a responsabilidade de levar as crianças do abrigo para viajar de avião e dormir num hotel em outra cidade, sob a nossa guarda", conta Diuly. "Eles ficaram encantados, principalmente com o voo, e se comportaram muito bem. A gente só teve que ameaçá-los, dizendo que se fizessem bagunça íamos voltar a pé", acrescenta a voluntária em tom de piada. Quem entrava em contato com o trabalho (de formiguinha) do casal ficava impressionado e logo se dispunha a ajudar. Foi assim com Gabriel Gouveia, atleta da Seleção Brasileira de Judô que, desde os tempos de estudante de Medicina, leva um grupo de colegas especialistas para submeter os alunos do programa a exames periódicos. Grandes nomes do judô brasileiro, como o vice-campeão mundial David Moura e Mayra Aguiar, dona de três medalhas de bronze em Olimpíadas, também visitaram o projeto para falar das próprias conquistas, dividir experiências e inspirar a criançada.

Entre movimentos de cair e levantar, no judô e na vida, Diogo assegura que até a sorte já ajudou: certa vez, saindo de uma competição no Clube Pinheiros sem um tostão para pagar um lanche à equipe que o acompanhava, encontrou no chão duas notas de R$ 50. "Compramos 80 esfirras, a R$ 1 cada uma, e duas garrafas de refrigerante. Naquela vez foi uma festa, mas nunca foi fácil", reconhece. Em 2017, dez anos depois do início das aulas na garagem do abrigo, veio o primeiro salto importante: o convite da família Roldão, dona da rede atacadista de mesmo nome, para que o projeto ocupasse o primeiro endereço da empresa. "Uma construção de 800 metros quadrados, que ficou pequena para o mercado, mas era gigante para nós", resume Diogo, que, sem muito talento para sequer trocar uma lâmpada, recorreu à companheira Diuly, aos alunos mais velhos e a outros voluntários para tocar o quebra-quebra e as obras nas novas instalações.

Estrutura
consistente

O Instituto Reação – Polo Roldão já nasceu com essa ampla estrutura na Rua dos Sitiantes, região da Freguesia do Ó, Zona Noroeste da capital paulista. Aos alunos do Abrigo Renato Borghi, somaram-se jovens de outros três abrigos, também próximos, além de moradores da vizinhança. "Não perdemos contato, pelo contrário, foi chegando mais gente e hoje temos 200 alunos", comemora Diuly. "Fizemos muito, sempre na base do voluntariado, mas continuar nessa linha para alunos que nos acompanham desde o início e cresceram seria inviável. Eles teriam que, em algum momento, parar para trabalhar, para ganhar a vida. Com o Reação se abre uma nova possibilidade, estamos vivendo esse sonho." Assim, o Caminho Potente do Instituto, rede de programas que envolve aulas de judô, educação, ação social e preparação para o primeiro emprego, foi totalmente implantado no Polo de São Paulo.

No passado, Diogo Castilho, do Instituto Roldão, chegou a treinar com Flávio Canto. Ex-atletas, os dois agora se reencontram com a missão de formar faixas-pretas no tatame e fora dele. Antes mesmo de a união oficial ser sacramentada em São Paulo, já havia jovens da primeira geração do abrigo trabalhando no Reação e na sua empresa-irmã, a Cicclo. Diogo também se orgulha de seus quatro judocas que, pela condição de atletas, conseguiram bolsas de estudo em faculdade – serão os primeiros, entre os alunos do Instituto Roldão e em suas respectivas famílias, a fazer curso superior. A perspectiva é de que a união de "forças do bem" no Instituto Reação – Polo Roldão multiplique essas possibilidades. O voluntário que, em 2007, tirou o quimono do armário para dar aulas noturnas de judô no Abrigo Roberto Borghi ainda quer testemunhar muitas histórias como a de Igor Amorim, de 24 anos. Primeiro aluno a fazer aulas de judô no abrigo, ele trabalha ainda hoje no Instituto e dá aulas na Cicclo.

Há mais de duas décadas transformando vidas

"A gente prepara essas crianças para terem sucesso no que quiserem, como judocas, professores ou em outras carreiras"

declara o coordenador do Instituto Reação – Polo Roldão.

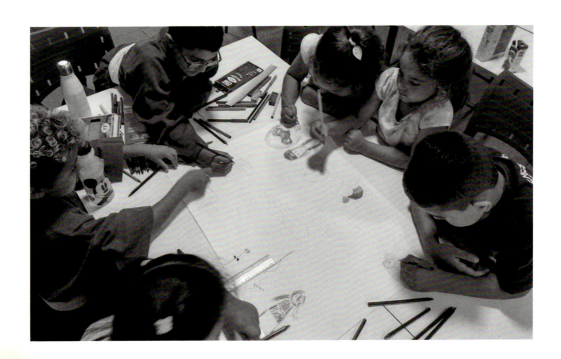

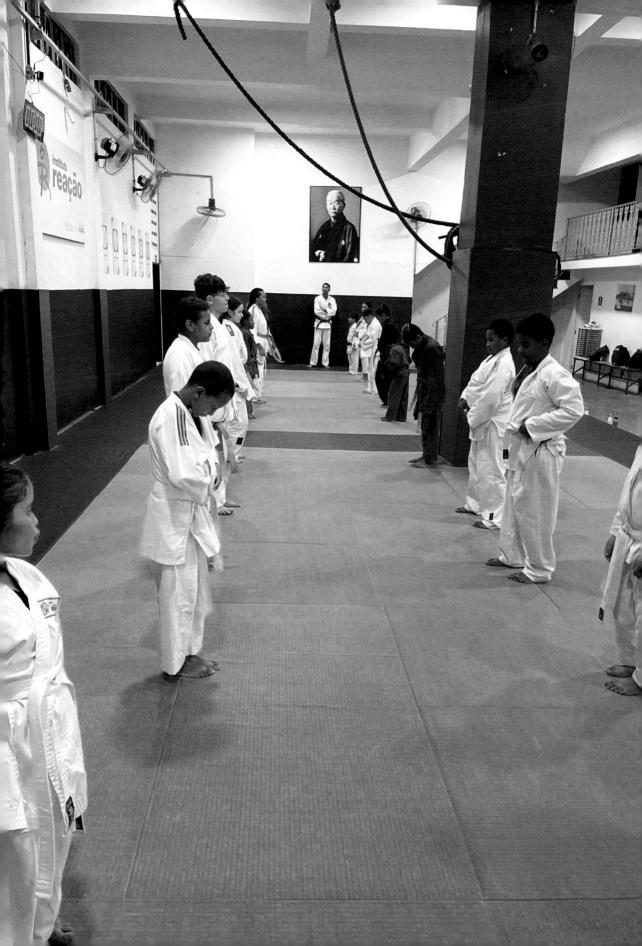

Há mais de duas décadas transformando vidas

POLO TIBAU DO SUL

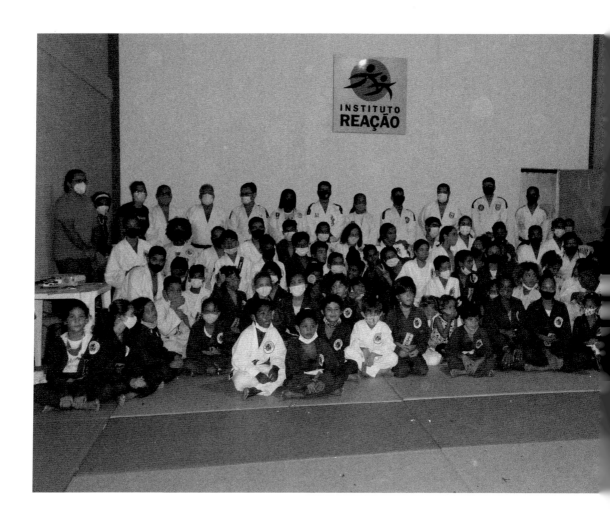

A história do Instituto Reação

A trajetória de crescimento do Instituto Reação, ao longo de suas primeiras duas décadas de existência, evoca a todo momento uma grande máxima do judô: "Cair e levantar mais forte."

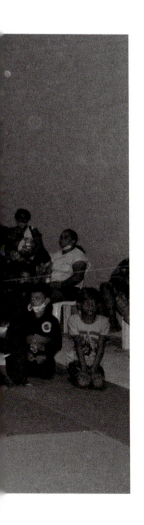

Foi assim desde os primeiros tempos, na Rocinha, tendo mudado de endereço algumas vezes até se instalar na sede do Complexo Esportivo. Outros polos surgiram por oportunidade: alguns nasceram sob a promessa de patrocínio (que acabaria descontinuado) ou de parceria de longo prazo (que encurtaria bem antes do imaginado). Luciano Gomide, diretor-presidente do Instituto, lembra que, entre erros e acertos, "a gente acabou seguindo uma linha muito natural". A ideia passou a ser buscar em outros lugares "gente como a gente", como diz Flávio Canto, ou seja, pessoas com a mesma cultura de querer mudar o mundo para melhor. Fora do Rio, os polos de Cuiabá, Belo Horizonte e São Paulo ganharam força impulsionados por pessoas e por iniciativas que, em suas cidades, já desenvolviam projetos sociais ancorados no judô. Abriu-se um caminho promissor. E aí, fora da curva, veio a surpreendente ideia da criação, a partir do zero, do Polo Tibau do Sul, no Rio Grande do Norte, sob o comando de um recém-chegado à cidade.

Acontece que o "forasteiro" não era um qualquer: era Geraldo Bernardes, técnico do atleta Flávio Canto e parceiro de primeira hora do Instituto Reação. Foi treinador da equipe brasileira de judô em nove Mundiais, quatro Pan-Americanos e quatro Olimpíadas. Em 2020, Geraldo Bernardes viajou para o Rio Grande do Norte, onde mora um filho de sua mulher. Foi a passeio, mas os dois também queriam conhecer o terreno que ela havia comprado no município de Tibau do Sul e que ainda não tinha visitado. O olhar atento de quem revelou talentos do judô como Flávio Canto e Rafaela Silva, entre muitos outros, voltou-se para a garotada daquele pequeno recanto nordestino, o segundo destino turístico do estado e, paradoxalmente, uma região repleta de carências sociais. "O pessoal ali dá duro, avança em meio ao sofrimento. A vida deles já é um esporte de alto rendimento", avalia Geraldo, fazendo uma analogia entre a rotina dos mais humildes e o enorme esforço exigido para a formação de atletas de ponta.

No penúltimo dia de sua estadia, Geraldo Bernardes encontrou-se com Rhomy Guimel Pereira, coordenadora de projetos da prefeitura, e ambos conversaram a respeito da possibilidade de abertura de uma frente do Instituto Reação na região. Então, à beira dos 80 anos, o técnico veterano voltou para o Rio de Janeiro entusiasmado. Flávio chegou a brincar, dizendo que também queria se aposentar e abrir um polo em Fernando de Noronha – mas conhecia o sensei o suficiente para saber que ele estava falando sério. Passados mais alguns dias, Geraldo viu uma bandeira do Rio Grande do Norte grudada a um mapa do Brasil na sede carioca do Reação e ligou para Rhomy. A ideia ia sair do papel. "Conheci o Geraldo em 29 de setembro de 2020. Em dezembro do mesmo ano ele avisa que está a caminho, que tinha até vendido sua casa no Rio. Em abril do ano seguinte já estava por aqui, terminando a construção da casa nova, em Tibau do Sul. Em agosto estávamos inaugurando o polo", rememora Rhomy, atual coordenadora do projeto na cidade, até hoje surpresa com a velocidade dos acontecimentos.

Nova sede a caminho

Tibau do Sul, a 77 quilômetros da capital Natal, é dividida em nove distritos, além da região sede, que leva o nome da cidade. O mais conhecido dos distritos abriga a Praia da Pipa, atração turística de fama internacional. De acordo com o Censo 2022 do IBGE, a cidade tem 16.929 habitantes. A remuneração média mensal dos trabalhadores formais, segundo pesquisa de 2021, girava em torno de 1,5 salário mínimo. O primeiro endereço do polo, aberto em agosto de 2021, ficava em um quintal gentilmente cedido por uma moradora na própria Praia da Pipa. Outro tatame, com mais estrutura, foi estendido em janeiro do ano seguinte, com apoio da prefeitura – que doou um terreno de mil metros quadrados para a construção de uma sede definitiva. Hoje, com atividades apenas em Bela Vista, o Polo Tibau do Sul atende 420 alunos. "Quando inaugurarmos a nova sede, que fica dentro da comunidade, bem acessível, e onde a prefeitura está construindo uma creche, a gente vai conseguir chegar a mil alunos", calcula um incansável Geraldo Bernardes.

Uma parceria com a Universidade Federal do Rio Grande do Norte (UFRN) está viabilizando o projeto do espaço. "A doação do terreno foi aprovada por unanimidade na Câmara Municipal. Temos uma arquiteta voluntária e muitas outras pessoas se engajaram para que o Reação finque raízes aqui", conta Rhomy Pereira. Dentro da estrutura do Caminho Potente proposto pelo Instituto, o Polo Tibau do Sul já oferece os programas de Educação, Faixa-Preta (a escola de judô), Bolsas de Estudo e Atenção Social. O caçador de talentos Geraldo Bernardes também tratou de montar a pré-equipe, em busca de jovens atletas para o Programa Olímpico – e, mesmo em pouco tempo, já levou alguns de seus pupilos para competir no Rio de Janeiro.

O Reação Com Elas, dedicado a mães, avós e outras figuras femininas fundamentais para a participação dos alunos, foi preparado para começar em 2024 em Tibau do Sul. No calendário, a programação traz a cerimônia de troca de faixa, o Inter Reação (torneio entre alunos dos polos), a Festa Literária e o Festival Educação, pontos altos na agenda do Instituto. Junto com os coordenadores, no tatame e fora dele, a equipe no Rio Grande do Norte reúne uma assistente social, uma psicóloga, três educadoras, dois assistentes de serviços gerais e dois senseis. "Além de muita vontade", arremata Geraldo.

Com praias paradisíacas, Tibau do Sul concentra belezas e mazelas do Brasil. Abriga o Quilombo de Sibaúma, reduto de preservação da cultura quilombola volta e meia ameaçado por interesses imobiliários. Como em muitos outros lugares, vem sofrendo o impacto crescente das disputas entre facções criminosas. "Isso tudo está chegando ao dia a dia dos alunos", lamenta a coordenadora Rhomy Pereira, antes de mostrar como o Instituto Reação oferece um antídoto para esse estado de coisas. Ela conta que Geraldo, todos os dias, dá carona até os treinos a oito garotos daquela comunidade quilombola. Durante uma dessas viagens de carro, ele perguntou aos meninos se a abertura do polo havia melhorado a vida deles. Um dos garotos foi bem direto: "Eu já estaria morto, ou usando drogas, como alguns amigos. Hoje não: hoje eu tenho o judô."

Quando, após a mudança em tempo recorde, Geraldo Bernardes chegou a Tibau do Sul, estendeu o tatame e começou a recrutar alunos, o judô não era exatamente um esporte popular na região. "Ninguém sabia das técnicas de pé, chão, rolamento, da disciplina rigorosa que envolve a prática", admite Rhomy. As primeiras turmas aprenderam rápido e, por meio dos treinos e dos demais programas oferecidos pelo Reação, começaram a enxergar novas possibilidades. "Eu não sabia o que era sonhar, mas entrei no judô e vi a Rafaela Silva campeã olímpica", contou Leonardo Fagundes da Silva, 12 anos, em entrevista para uma reportagem na TV exibida em julho de 2023. O garoto de Tibau do Sul é uma das promessas já na mira de Geraldo, o mentor da medalhista Rafaela. "Geraldo é um trator, uma potência. Quando ele fala que vai acontecer, pode acreditar", assegura Rhomy.

Durante o processo de abertura e estruturação do Polo Tibau do Sul, Geraldo Bernardes provou mais do que nunca sua paixão pela arte do judô e para transformar vidas. Nesse período, enfrentava a descoberta de um câncer e o avanço do Parkinson, mas nada disso o impediu de continuar a ensinar todos os dias o que é Reação.

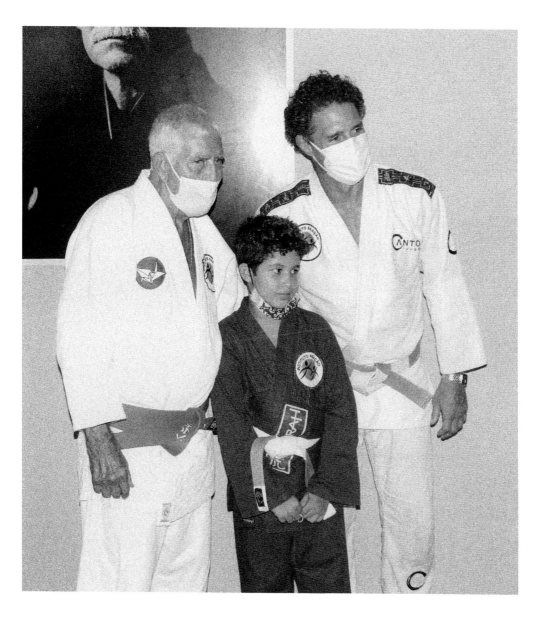

Há mais de duas décadas transformando vidas

POLO BELO HORIZONTE

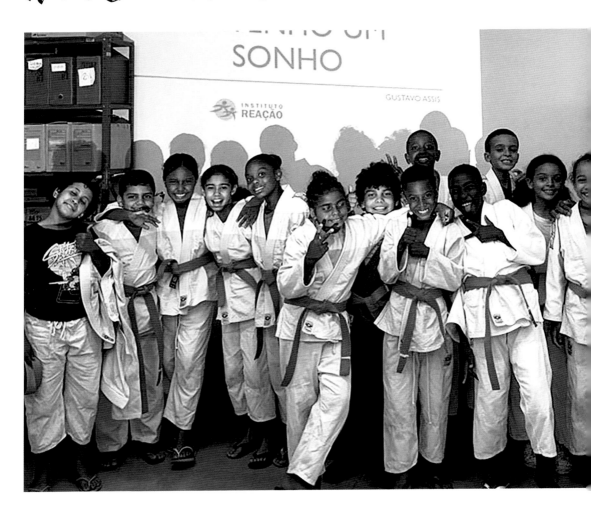

A história do Instituto Reação

Em 2011, o mineiro André Fernandes, treinador, professor e ex-atleta formado em Educação Física e Sociologia, estava decidido a montar em Minas Gerais um projeto para devolver à sociedade o que ganhara no tatame.

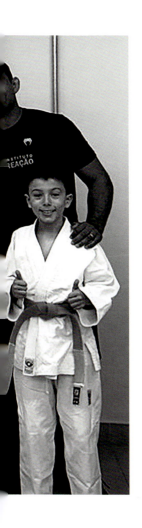

"O judô me deu curso superior e me fez conhecer vários países do mundo como profissional da área, além de proporcionar uma formação humana muito forte", enumera. Ele bateu em várias portas da capital, Belo Horizonte, até ser apresentado a Maria do Socorro, sogra de um amigo e diretora da Escola Municipal Professora Eleonora Pieruccetti, que o acolheu na unidade, no bairro Cachoeirinha. Com endereço definido, a iniciativa nascia sem nome nem estrutura. "Começamos com 30 tatames e nenhum quimono", lembra André. O passo seguinte foi convocar um atleta de destaque, mas também referência de conduta, que servisse de exemplo para as crianças e ajudasse na criação de um laço com os valores do judô. André caprichou: chamou o amigo Luciano Corrêa, campeão mundial na categoria meio-pesado em 2007 e bicampeão pan-americano em 2011 e 2015, com participação em duas Olimpíadas: Pequim 2008 e Londres 2012.

À corrente do bem, iniciada por André e pela diretora Maria do Socorro, Luciano acrescentou o nome de mais um parceiro dos tatames, Pedro Guedes — os dois, Pedro e Luciano, atualmente treinam a equipe alemã de judô. Outros voluntários foram chegando. A 440 quilômetros de distância, a empreitada similar à do Instituto Reação, criado no Rio de Janeiro na década anterior, começava a ganhar forma na capital mineira. Ainda faltavam um nome para o projeto e melhores condições: as lutas eram feitas no dojô, mas, no início, muito da parte técnica das aulas acontecia sobre o piso de cimento de uma sala da escola. Com conexões internacionais, Pedro, que já tinha treinado a seleção da Eslovênia, vislumbrou uma solução. Viajou até Paris e voltou de lá

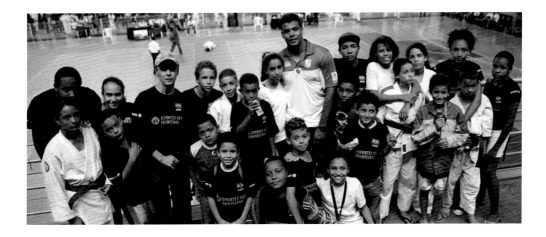

com quatro caixas de "judoguis" (quimonos), além de uma bandeira do Esporte Sem Fronteiras, movimento de apoio a atividades em comunidades carentes mundo afora.

Para apoiar o projeto, o Esporte Sem Fronteiras pedia um levantamento socioeconômico da comunidade alcançada e o nome de um padrinho que fosse destaque na modalidade esportiva adotada. O sociólogo André Fernandes dava conta da primeira exigência e a participação do campeão Luciano Corrêa cumpria o segundo requisito. Em seu relatório, André apontava três grandes problemas na região do bairro de Cachoeirinha, que envolve ainda os vizinhos Santa Cruz, Aparecida e Nova Aparecida: uso de drogas, gravidez precoce e associação à violência urbana e à das torcidas organizadas de futebol. "Quando você encontra essas características, pode bater o martelo: trata-se de uma região muito carente. E havia outros aspectos, como falta de água e de luz, moradia precária, pouco transporte", diagnosticou André.

Mudando de nome

O Esporte Sem Fronteiras foi lançado nas Olimpíadas de 2012, em Londres. André Fernandes estava lá, representando a frente brasileira do projeto, que já tinha cerca de 90 alunos, quando chegou do Brasil uma notícia surpreendente. "Contratamos um atleta do Minas Tênis Clube para treinar os moleques na nossa ausência. O cara resolveu levar os garotos para competir nos jogos escolares do estado e eles ganharam. Aí explodiu e criou-se a tradição do judô dentro da escola", recorda-se ele, chamando atenção, porém, para o outro lado da moeda: "Muitos de nossos alunos eram meninos-problema, exibiam excelência em uma das modalidades esportivas mais difíceis do mundo, mas tinham mau desempenho como estudantes. Tinha alguma coisa errada ali."

A bandeira do Esporte Sem Fronteiras foi hasteada em Belo Horizonte de 2012 até 2016, quando, por questões variadas, ficou evidente que não seria possível garantir a continuidade do projeto mineiro sem uma mudança de rumo – a começar pela troca do nome. A empreitada, então, foi rebatizada com originalidade e bom-humor: nascia o Instituto Arrasta, nome inspirado na palavra que, aos brados, seu Raimundo, pai do judoca Luciano Corrêa, repetia durante as lutas do filho. "Arrasta, Luciano!" virou bordão conhecido no universo do judô. Na base do amor, renomeado e com salvadores apoios institucionais levantados aqui e ali, o Instituto Arrasta seguiu em frente. "Durante os anos de 2011 a 2020 fomos a segunda força do judô no estado, atrás apenas do Minas Tênis Clube", relata André. "Fizemos um bom trabalho, mesmo com nosso tamaninho." E aí veio a pandemia.

A interrupção das atividades presenciais, necessária para o combate à covid-19, criou um paradoxo: o patrocínio evaporou e, ao mesmo tempo, surgiu a necessidade de continuar o trabalho de forma virtual, para que os laços com os alunos e suas famílias não fossem cortados em momento de dificuldade inédita. Após grandes esforços para manter a conexão com a comunidade de Cachoeirinha, aliados ao trabalho de assistência social reforçado, André deixou claro para Luciano e outros companheiros no Instituto Arrasta que, do jeito que estava, a coisa não poderia continuar. "Cheguei a um ponto em que não tinha mais como colocar dinheiro do meu bolso e sugeri encerrar o Instituto. Poderia até continuar dando aulas para os meninos, mas não tinha como manter aquela estrutura", lembra.

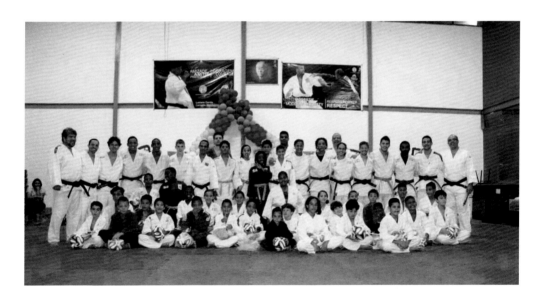

O Reação "Pão de Queijo"

Veio de Luciano Corrêa, na época radicado na Alemanha treinando a equipe de judô daquele país, a sugestão de procurar o Instituto Reação, no Rio, que já vinha ajudando seu par mineiro no enfrentamento da pandemia. O resto é história: após uma reunião virtual com, entre outros, Flávio Canto e José Cândido Muricy (fundador e diretor executivo do instituto carioca), foram sacramentadas as bases da criação do "Reação Pão de Queijo" – como o projeto passou a ser chamado, em tom de brincadeira. Durante a conversa, André Fernandes ainda perguntou, só para ter certeza: "Vocês estão dizendo que vão me pagar e dar condições para eu fazer o que sempre fiz de graça aqui?"

Encerrado o estado de emergência mundial provocado pelo coronavírus, o trabalho social nascido em 2011 no bairro de Cachoeirinha, na periferia de Belo Horizonte, voltou às atividades presenciais já com seu terceiro nome: o Instituto Arrasta tornou-se o Polo BH Instituto Reação, em cerimônia realizada no dia 1o de setembro de 2022. A partir daí, entrou em cena toda uma estrutura de captação de recursos e aprovação de projetos, além de programas de educação, assistência social e psicológica. O contingente original de 90 alunos saltou para 340 em 2023. No balanço dessa luta para mudar o mundo, André menciona que perdeu meninos para o tráfico e meninas para a gravidez precoce, mas também ajudou muitas crianças e suas famílias.

"Temos histórias interessantes para contar. Alguns dos professores que hoje trabalham com a gente, nós formamos aqui, pagamos a faculdade da galera, botamos os moleques para estudar", orgulha-se André. "Estou muito feliz com essa parceria. Eu, André e um grupo de amigos iniciamos um projeto pequeno, humilde, e aos poucos fomos crescendo e ganhando apoio. Com a pandemia, começamos a ter muita dificuldade. Tínhamos demandas de alunos já classificados para o Campeonato Brasileiro e outras atividades fora do judô. Com o Reação em BH vamos desenvolver cada vez mais crianças. A cidade precisa disso, de projetos que ajudem quem não tem oportunidades para transformar suas vidas", declarou Luciano "Arrasta" Corrêa no dia da inauguração do Reação BH.

Há mais de duas décadas transformando vidas

POLO CUIABÁ

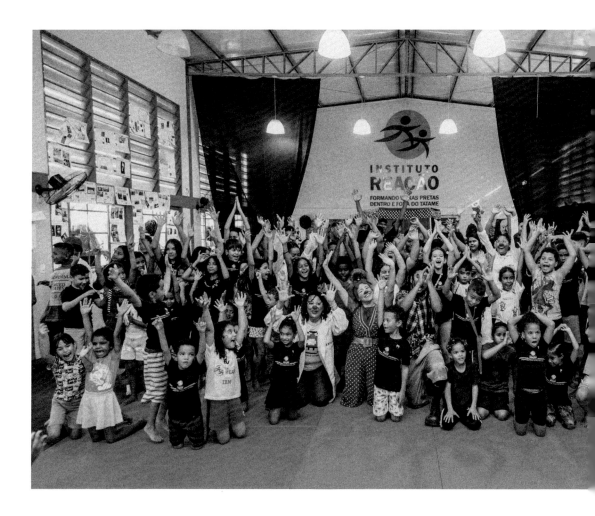

A história do Instituto Reação

O primeiro polo do Instituto Reação inaugurado fora do Rio de Janeiro é uma boa amostra da grande "conspiração do bem" que, desde o início, orienta os passos do projeto.

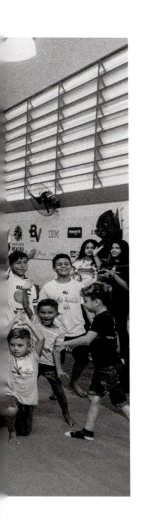

Foi criado em Cuiabá, capital do Mato Grosso, capitaneado por David Moura. Filho de Fenelon Oscar Muller, outro craque dos tatames, o cuiabano David seguiu o caminho suave do pai e também brilhou na Seleção Brasileira de Judô. Acumulou conquistas importantes, a exemplo das medalhas de ouro nos Jogos Pan-Americanos de Toronto, em 2015, e de prata, no Mundial de Budapeste de 2017 – ano que terminou como líder no ranking de sua categoria, a +100kg. Em busca de evolução como atleta de alto rendimento, o peso-pesado Moura procurou, em 2012, o medalhista olímpico meio-médio Flávio Canto, que havia se aposentado do circuito de competições um ano antes, e pediu uma força na preparação. "Flávio sempre foi o melhor do planeta no chão", elogia. No Rio, Moura encontrava-se com o amigo e treinador no dojô do Complexo Esportivo da Rocinha, sede do Reação desde 2010. Ali, no contato diário com os alunos do Instituto, anteviu as possibilidades que o judô poderia proporcionar, além das medalhas.

A convite de Flávio Canto, David Moura passou a competir como atleta do Instituto Reação. "Eu me sentia cada vez mais forte por representar um clube diferente. Toda vez que lutava lembrava que estava lutando pelas crianças da Rocinha e de todos os polos do Rio", confessa. "Vi o quanto o Reação era verdadeiro para o Flávio, e a gente acaba se transformando no que a gente admira." Em 2016, o judoca decidiu replicar a experiência carioca em sua terra natal: às próprias custas, e com o apoio de voluntários, instalou o primeiro dojô social do Instituto David Moura em dependências cedidas pela Igreja Batista Betel, no bairro Cidade Alta, em Cuiabá. Dois anos depois, com a ajuda inestimável do professor de Educação Física Keitel Jorge Moreira Júnior, Moura sonhou grande, com a criação de um segundo espaço no terreno da Escola Municipal Professor Firmo José Rodrigues, no bairro de Três Barras.

Diretor da escola, Keitel conheceu o judô – e tornou-se faixa-preta – já adulto. Um belo dia, mostrou a Moura parte da área da instituição ocupada por um campinho de futebol e tomada por mato alto. Flávio, em visita à cidade, também foi levado ao local, que já tinha sido um lixão, e sacramentou: "Isso aqui pode virar uma segunda Rocinha." Nunca duvidem da tenacidade de um judoca: as primeiras visitas aconteceram em 2018. Em 2020, o Instituto David Moura, iniciado com 60 alunos dentro de uma igreja na Cidade Alta, já tinha seu segundo endereço, com um dojô de 150 metros quadrados em Três Barras, e tornava-se, oficialmente, o primeiro polo do Reação fora do Rio de Janeiro. No ano em que o Instituto Reação celebrou duas décadas, sua filial mato-grossense já atendia 150 alunos na Cidade Alta e cerca de 400 em Três Barras, que é classificado pelo IBGE como um bairro de renda baixa.

A história do Instituto Reação

O embaixador
David Moura

Dentro do conceito original do Instituto Reação, de se instalar onde é mais necessário, o Polo de Três Barras ganhou o empurrão fundamental do professor Keitel. Como diretor da Escola Municipal Professor Firmo José Rodrigues, Keitel já se preocupava em associar esportes, como o futebol e o judô, a valores que os estudantes pudessem carregar pelo resto da vida. "Eu espero fazer um cidadão", contou o diretor, em entrevista ao portal Olimpíada Todo Dia, na época da inauguração oficial do Polo Reação Cuiabá. "Nunca passei necessidade na vida. Nunca. Então você chega em uma escola dessas em que a criança pede para comer?", questionou, na mesma conversa, antes de finalizar: "Agora essa criança tem um esporte de ponta, de qualidade, ela pode sonhar. Ofereço aos meus alunos o sonho." Mais fiel ao espírito do Reação, impossível.

Dona de um diploma de pós-graduação em Pedagogia, Priscila Mota acompanha o projeto em Cuiabá desde o início e hoje é a coordenadora do polo na cidade. David Moura tornou-se, em suas próprias palavras, um "embaixador, digamos assim, com a missão de buscar lá fora o que o Reação precisa". Ele está mais envolvido com o Programa Olímpico e o Polo de Cuiabá, a propósito, foi o primeiro espaço de alto rendimento aberto pelo Reação fora do Rio de Janeiro. "A Priscila, graças a Deus, toca tudo muito bem, mas quando me solicitam estou sempre pronto, porque o Reação é um projeto de vida. Sem dúvida, é a parte mais legal, bonita, do que faço", diz o ex-atleta. Priscila faz coro: "Nossa formação é permanente, todo dia temos uma lição. A gente aprende e se transforma trabalhando aqui dentro."

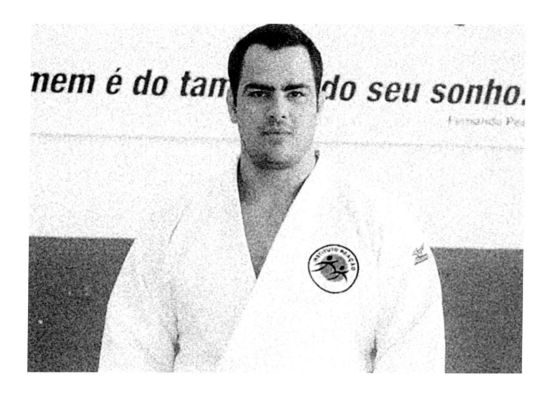

A coordenadora do Polo de Cuiabá conta ainda que o abraço do Reação, com seu know-how e sua estrutura, levou o projeto social na cidade a avançar mais rápido. Em 2023, a equipe contava com 16 pessoas: dois professores faixas-pretas, dois monitores faixas-pretas, uma monitora faixa-marrom, quatro educadoras, um psicólogo, uma assistente social, dois assistentes administrativos, dois funcionários de serviços gerais e Priscila. Some-se a esse time a atuação de voluntários, como uma mãe de aluno que dá aulas de reforço para as crianças em Três Barras, e o incansável sensei Keitel, que dá aulas de judô aos sábados. Já está prevista a abertura de vagas nos postos de professor, monitor e assistente social.

A luta contra 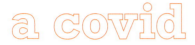a covid

Durante a pandemia de covid-19, o Polo Cuiabá sofreu – e levantou mais forte – como seus congêneres no Rio de Janeiro. "Houve muito contato por WhatsApp, muita conversa, muitas iniciativas de apoio a quem mais precisava", relata Priscila. David Moura completa: "A abertura em Três Barras aconteceu logo no início da pandemia. Imagine as pessoas em casa, com medo de não terem o que dar para os filhos comer? Foi muito marcante. A estrutura do Reação nos permitiu ajudar mais gente, e só deu mais vontade de crescer, de apoiar quem precisa."

A "estrutura do Reação" mencionada por ele amplia a possibilidade de apoio financeiro – por exemplo, para o fornecimento de itens básicos – e ainda traz, junto com as aulas de judô, os programas de educação, de ação social e o Reação Com Elas, que atende a população feminina, formada por mães, tias, avós – a maioria entre os familiares que levam os alunos para o projeto. "Fazemos reuniões mensais. O Reação Com Elas me surpreende a cada edição. Em um encontro recente, uma mãe contou que aprendeu a amar o filho novamente depois de participar do programa. Outra, que sofria problemas de violência doméstica, encontrou um canal para abordar a situação e confessou que desistiu da ideia de tirar a própria vida", comenta Priscila.

Há mais de duas décadas transformando vidas

No Complexo Esportivo da Rocinha, o campeão peso-pesado cuiabano David Moura aprimorou sua técnica de chão, aprendeu muito sobre a importância de "formar faixas-pretas dentro e fora do tatame" e levou esse conhecimento para a garotada em Cuiabá. Unido pela arte marcial a Flávio Canto e outros parceiros no Instituto Reação, Moura recorre a um clássico do século II, as "Meditações", do imperador Marco Aurélio, para destacar a importância dos valores ensinados no tatame. "A arte de viver é mais como uma luta do que como uma dança, na medida em que também exige uma postura de firmeza e de alerta contra qualquer investida inesperada", ensinou o imperador romano em anotações que atravessaram os tempos. "Esse cara está falando do judô", Moura observa, meio de brincadeira, meio sério: "Não é à toa que o Reação tem esse nome. Essa é a nossa filosofia. Inevitavelmente, vão acontecer coisas na vida de todo mundo e podem ser coisas ruins. E se a gente aprender a reagir como reage no tatame, a cair e levantar, e a um ajudar o outro a se levantar também, criamos uma família forte que nunca vai deixar ninguém ficar no chão." Essa é a ideia.

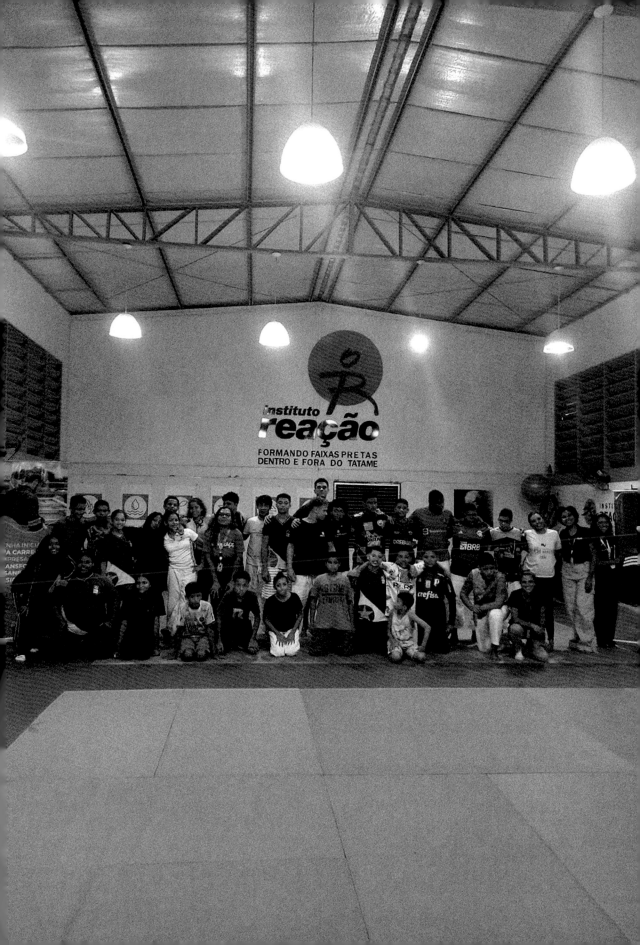

Há mais de duas décadas transformando vidas

CANTOS DO RIO

Os polos na cidade onde o Instituto Reação nasceu

Tudo começou na comunidade da Rocinha, como sabemos, ao lado de iniciativas similares na Cidade de Deus e na Pequena Cruzada. A partir dos três endereços iniciais, a onda do bem não demorou a se espalhar pelo Rio de Janeiro, antes de ganhar outros estados do Brasil e até representantes mundo afora – hoje há ex-alunos dando aulas de judô e jiu-jítsu nos Emirados Árabes, por exemplo. Carioca da gema, o Instituto Reação atua em quatro polos na cidade onde nasceu: na sede, no Complexo Esportivo da Rocinha, Zona Sul do Rio; no campus R9 da Universidade Estácio, em Jacarepaguá, Zona Oeste; em Rocha Miranda e em Tubiacanga, ambos na Zona Norte. Além desses endereços, há o Polo Cidade de Deus – Iniciação (parceria técnica subordinada ao R9) e o Polo de Alto Rendimento, voltado para o treinamento da equipe do Programa Olímpico, alocado na Arena Carioca 2, na Zona Oeste do Rio.

A história do Instituto Reação

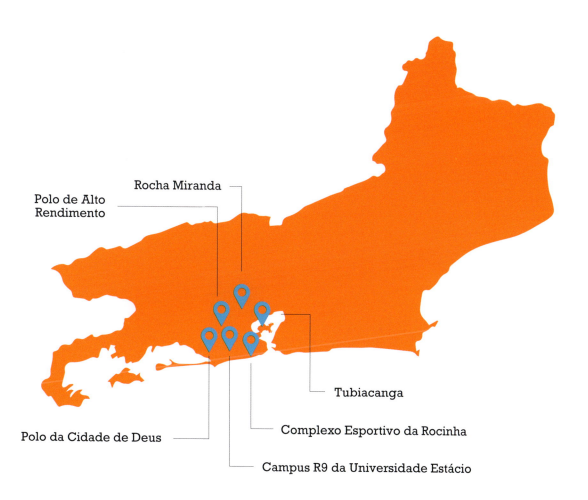

Há mais de duas décadas transformando vidas

POLO ROCINHA

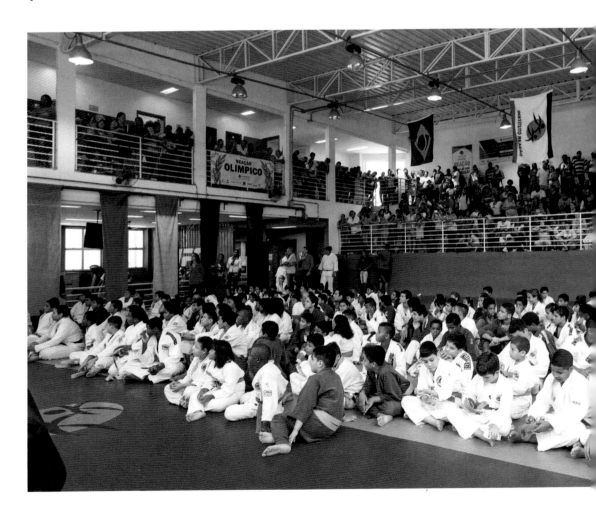

A história do Instituto Reação

As instalações que o Instituto Reação ocupa no Complexo Esportivo da Rocinha desde 2010 espalham-se por três andares.

São 280 metros quadrados de tatame, além de salas de aula e de um ambiente que, repleto de gente e computadores, o coordenador do polo, Eduardo Mota, apelidou de "colmeia". Ali se concentram 30 profissionais das mais diversas formações, à frente das áreas de projetos incentivados e de setores como RH, administração, compras, comunicação, comercial, bolsas de estudo... Com o término das obras, em andamento desde 2023, as dependências da colmeia – ou o backoffice, a engrenagem invisível que move todo o resto – vão crescer, assim como a sede por inteiro.

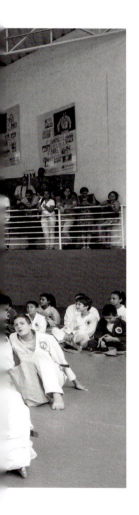

"Vai ser a nossa Kodokan tupiniquim", brinca, com um fundo de seriedade, Flávio Canto, fundador do Reação, fazendo alusão à pioneira academia de Jigoro Kano, o criador do judô. Na Rocinha, a sala de musculação vai dobrar de tamanho: um novo piso receberá mais 600 metros de tatame, diante de arquibancadas com capacidade para acomodar um público de 500 pessoas, emergindo do projeto um andar inteiro com mais salas de aula e auditório. Para se ter uma ideia do efeito transformador das reformas, o número atual de alunos matriculados, 650, poderá saltar para 1.200 quando tudo ficar pronto. Após a inauguração, a equipe do Programa Olímpico, acomodada na Arena Carioca 2, também passará a treinar no Complexo Esportivo ampliado.

"No meu tempo de criança não tinha Reação", comenta ele, um dos cinco irmãos criados pela mãe, solteira e batalhadora, com dois empregos para dar conta do recado. "Ela nos deixava sozinhos em casa acreditando na educação que nos deu, na esperança de não irmos para a rua fazer coisa errada", diz. "Se eu tivesse um lugar como o Reação para ficar, acho que minha vida teria sido mais fácil, a minha e a da minha mãe. Hoje vejo as crianças aos 4 anos chegando ali e já querendo descer para o tatame.

Há mais de duas décadas transformando vidas

Elas têm esse lugar de acolhimento, têm para onde ir", analisa, antes de concluir: "Volta e meia converso com algum adolescente que está faltando, quase saindo do grupo, e falo: eu queria muito, na sua idade, ter tido o Reação, ter um planejamento de vida. Hoje você está aqui, nas aulas, nos programas de educação e de judô. Daqui a pouco consegue uma bolsa de estudo, uma faculdade. Não abra mão dessa oportunidade."

Como funcionário, Eduardo foi beneficiado por bolsas de estudo para concluir a graduação em Administração e a pós-graduação em Gestão Empresarial. Entre os alunos, lembra-se de casos como o de Adriele Ribeiro, no Instituto desde 2015, que se destacou, tanto no judô quanto nas oficinas pedagógicas, estudou em uma escola particular, agarrou as oportunidades que lhe foram oferecidas e hoje cursa o 8o período do curso de Medicina. Rafa tem 6 anos e também foi encaminhada para uma escola privada. "Quando a criança começa assim, com 4, 5 anos, ela está dando a largada, na corrida da vida, junto com os outros da sua geração. É o mais justo, deveria ser sempre assim. O programa de bolsas, para mim, é um programa que é o início do futuro", diz o coordenador do Polo Rocinha.

Na filosofia do judô, que é a "alma do negócio" no Instituto Reação, Eduardo Mota, assim como as crianças, aprendeu a cultivar os valores Coragem, Humildade, Responsabilidade, Respeito, Superação e Solidariedade – trabalhados dentro e fora do tatame. Quando as obras no Complexo ficarem prontas e os heróis do alto rendimento começarem a treinar na Rocinha, "aquilo ali vai explodir", nas palavras dele. As crianças terão exemplos desses valores por perto, vão estar lado a lado com os atletas do Programa Olímpico. "Vai ser uma fusão linda", antecipa o coordenador.

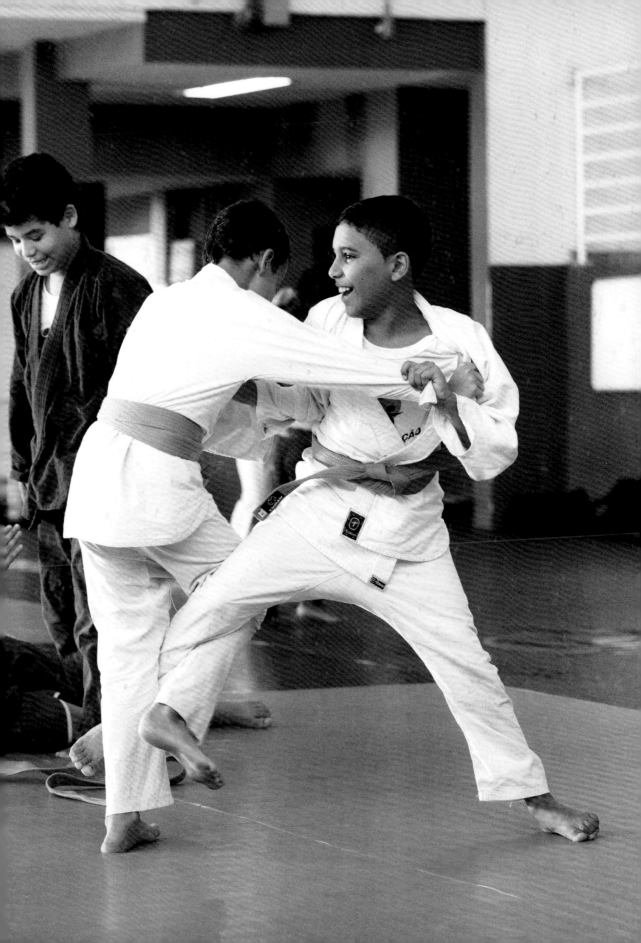

Há mais de duas décadas transformando vidas

POLO CDD - TAQUARA

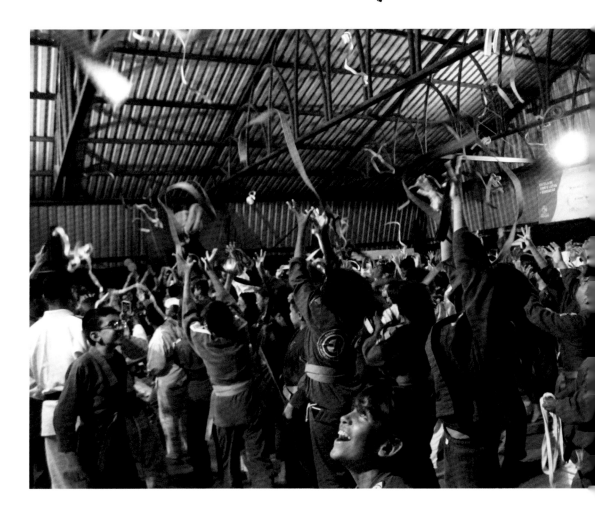

A história do Instituto Reação

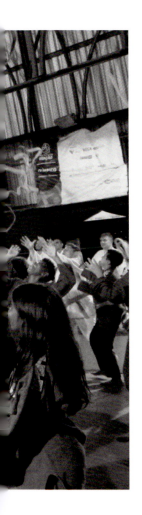

Na Rocinha, o polo é fisicamente ligado à favela por uma passarela projetada pelo arquiteto Oscar Niemeyer.

Simbolicamente, também é conectado à comunidade através do seu projeto de "desenvolvimento de gente" e do empenho das pessoas envolvidas nos dois lados desse processo. Com exceção da passarela, o mesmo cenário – do projeto implementado e das pessoas unidas por ele – é encontrado em todos os endereços do Reação. O Polo CDD – Taquara, mais conhecido como R9, nome do campus da Universidade Estácio onde está instalado, remonta aos anos 2000, quando Geraldo Bernardes começou a dar aulas de judô para crianças na Cidade de Deus e seus arredores. Ao mesmo tempo, Pedro Gama Filho, Flávio Canto e outros davam os primeiros passos na Rocinha, enquanto Jô (Antonio Joaquim de Macedo Soares) e Duda (Eduardo Soares), pai e filho, abriam o tatame para as crianças da Pequena Cruzada, na Lagoa. Criado no espaço cedido dentro de uma academia, o Projeto Geraldo Bernardes tornou-se, naturalmente, um polo do Reação e mudou de lugar duas vezes até chegar ao R9. Em 2023, o Programa Reação Olímpico foi transferido de lá para a Arena Carioca 2 – futuramente, será acomodado nas novas instalações do Complexo Esportivo da Rocinha.

Mesmo com a saída do Reação Olímpico, o R9 entrou em 2024 atendendo cerca de 350 alunos nas turmas divididas por idade, da Obi 1 (4 a 6 anos) à Obi 5 (16 em diante) – em japonês, "Obi" é o nome da faixa usada pelos lutadores. Como em toda a rede do Reação, a formação de "faixas-pretas dentro e fora do tatame" vai além dos alunos inscritos. "Nossos programas envolvem as famílias como um todo. Temos fila de espera para as aulas de judô, mas também para o Reação Com Elas, que reúne mães, tias, avós, mulheres da nossa comunidade, para a discussão de suas questões", aponta Daniele Ferreira, coordenadora (e cria) do Polo CDD – Taquara. Daniele é outra integrante do Reação que "veste o quimono" da iniciativa. No caso dela, literalmente: Daniele morava na comunidade do Tirol, vizinha da Cidade de Deus, quando, ainda em 2000 (antes mesmo da criação oficial do Instituto Reação), o incansável Geraldo Bernardes bateu na porta da escola em que ela estudava atrás de alunos para suas aulas gratuitas de judô.

Ela topou e foi matriculada sem saber muito bem do que se tratava. Da mesma forma, e na mesma época, tornaram-se pupilas do sensei Geraldo duas irmãs moradoras da Cidade de Deus: Raquel e Rafaela Silva, que viriam a fazer história no judô brasileiro. Raquel conquistou a primeira medalha internacional do Reação, no Pan-Americano Pré-Juvenil, em La Paz, na Bolívia, em 2004, enquanto Rafaela foi a primeira brasileira a vencer o Mundial de Judô (2013), sagrando-se campeã olímpica na Rio 2016. Daniele também fez carreira como atleta – orgulha-se dos troféus, hoje expostos no R9, que ajudou a conquistar – e, em seguida, abraçou outras oportunidades oferecidas pelo projeto. Hoje, coordenadora do polo no lugar de seu grande mentor, Geraldo Bernardes (que se mudou para o Rio Grande do Norte, onde, claro, fundou um Polo Reação), administra uma agenda intensa, com aulas em horários de contraturno para atender o máximo possível de alunos que estudam de manhã ou de tarde.

Geraldo Bernardes se preocupou em preparar seus alunos do polo CDD para a vida dentro e fora do tatame. Sempre chamou atenção para a curta duração da carreira do atleta. "Tínhamos que pensar no que iríamos fazer depois", ressalta Daniele. Ela se formou em Educação Física e, com bolsa do Reação, fez pós-graduação em Gestão de Projetos, enquanto Raquel tornou-se técnica da equipe do Reação Olímpico. As duas seguem no projeto como profissionais em suas respectivas áreas de atuação e têm seus filhos matriculados no Instituto. O Polo Cidade de Deus – Iniciação, cerne da chegada à região, já passou por alguns endereços – nem sempre acessíveis a todos. Desde 2020, fica na Rua Edgard Werneck, via principal da comunidade. "Garotos que começaram com as aulas em lugares onde nem todo mundo podia entrar, cresceram em meio a muitas dificuldades e hoje são professores formados, têm uma vida estabelecida, alguns deles moram e dão aulas nos Emirados Árabes", destaca Daniele, com satisfação.

A história do Instituto Reação

Na CDD, ou na Rua André Rocha, 838 (sede do Polo R9), são acolhidos alunos das redondezas, de bairros da Zona Oeste como Taquara, Curicica e Praça Seca. Em sua absoluta maioria, pertencem a famílias que têm algum grau de vulnerabilidade social e que encontram nos programas do Reação maneiras de mitigar essa vulnerabilidade. Programa transversal que, no R9, teve implementação mais recente (juntando-se ao Reação Com Elas, ao trabalho de Atenção Social e ao Bolsas de Estudo), o Conecta busca preparar jovens a partir de 16 anos para o mercado de trabalho, por meio de palestras e formação específica. "Há 23 anos eu vivo no Reação, respiro isso aqui", conta Daniele, aluna de primeira hora, ex-atleta e hoje coordenadora do polo na Zona Oeste. Ela chegou aos 12 anos, ainda no projeto Geraldo Bernardes, embrião do Instituto que ganharia forma em 2003, e vibra com cada conquista. "Atravessamos a pandemia de covid-19, quando inventamos até competição virtual para não perder o contato com as famílias", lembra, constatando em seguida: "O segredo do Reação está na conexão com o judô, como sabemos, pelos valores desenvolvidos dentro e fora do tatame, mas a arte marcial também é feita de contato, de toque. Nós estamos sempre muito próximos, isso faz com que a gente se aproxime de verdade. Às vezes nem é preciso falar muito para ser entendido."

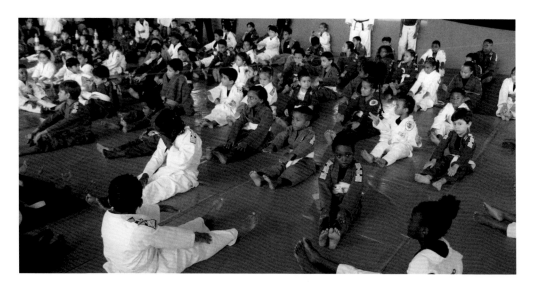

Há mais de duas décadas transformando vidas

POLO TUBIACANGA

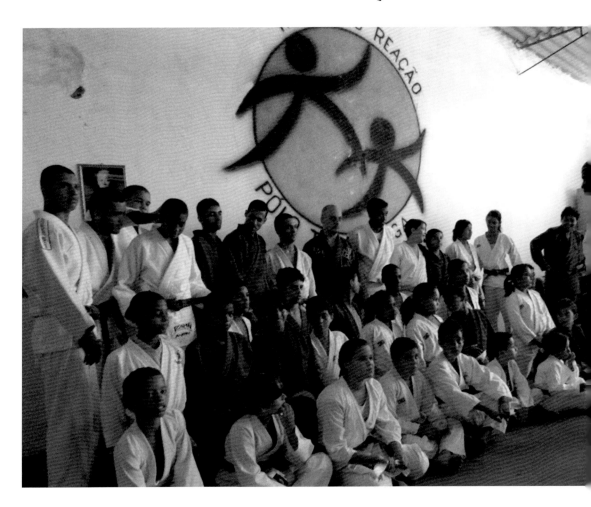

A história do Instituto Reação

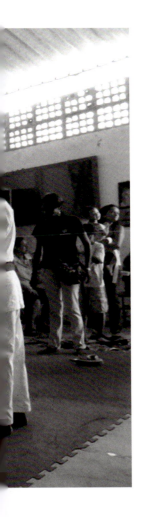

Desde o início, o desafio de crescer de forma responsável foi levado a sério pelos integrantes do projeto.

"Afinal de contas, você não desadota um aluno", ensina Flávio Canto. O primeiro passo após a união dos três polos que levou à criação do Instituto foi dado na Ilha do Governador. Tubiacanga, que até outro dia não tinha asfalto, iluminação pública e água encanada, entrara no "radar" da Aeronáutica por ficar localizado na cabeceira do Aeroporto Internacional Tom Jobim, o Galeão. Antigos moradores do lugar dotados de extraordinário espírito de comunidade, seu Mazinho e dona Ana andavam incomodados com a falta de perspectivas para a criançada da vizinhança. "É uma área de influência militar, e havia o interesse da Infraero em patrocinar algum projeto por lá. Seu Mazinho ouviu falar do Reação e foi atrás do Flávio", rememora Tatiane Freitas, assistente administrativa do Polo Tubiacanga, inaugurado em junho de 2006.

Instalado no terreno de um clube centenário, o Flexeiras, o polo sonhado por seu Mazinho sobreviveu ao apoio institucional original, cresceu aos poucos e ganhou galpão próprio, com salas para os programas de educação, assistência social e secretaria, além, claro, do espaço para o tatame. Hoje, 180 crianças têm aulas de segunda a quinta-feira — as sextas-feiras, no Instituto, são reservadas para reuniões de trabalho e planejamento — e há uma considerável fila de espera por vaga. "Estamos nos programando para abrir mais duas turmas e chegar a 240 alunos em 2024", calcula Tatiane. Em 2023, no ano do 20o aniversário do Reação, os programas de assistência social e de atendimento psicológico foram ampliados, somando-se ao serviço já estabelecido de concessão de bolsas de estudo. Ainda em 2023, o aluno Luis Filipe Silva de Oliveira, bolsista, formou-se em Fisioterapia. Ex-aluno, Vinícius Ribeiro também já havia se graduado aproveitando as oportunidades oferecidas pelo Reação: faixa-preta dentro e fora do tatame, conseguiu o diploma em Educação Física e hoje é o professor de judô do polo.

Há mais de duas décadas transformando vidas

"O Caminho Potente trilhado por Luis Filipe e Vinícius, que chegaram aqui para as aulas de judô e foram parar na faculdade, conquistando uma formação profissional, vira exemplo de superação para todos os alunos", observa Tatiane, antes de lembrar que o polo tem outros bolsistas, como os inscritos em escolas regulares e cursos de inglês. Em Tubiacanga, o Reação Com Elas, programa voltado para as responsáveis pelos alunos, ganha significado especial por conta das origens da coordenadora. Tatiane Freitas é mãe de dois alunos – o mais velho, Daniel, de 13 anos, está há nove no Reação, e o mais novo, Lucas, de 10, rola no tatame desde os 4. No tempo de espera, enquanto os garotos participavam das oficinas de educação e das aulas de judô, Tatiane começou a se envolver. "Eu ficava lá acompanhando meu filho, já estava lá, queria fazer acontecer, já acreditava no projeto antes de ser contratada."

Há quatro anos Tatiane entrou para o quadro de funcionários do Reação. Vibra e trabalha duro na realização de eventos como o Festival de Educação, o torneio Inter Reação e a cerimônia de troca de faixas, pontos altos no calendário do Instituto. Lutou para manter a chama acesa nos tempos de pandemia. Emociona-se quando acompanha a turma em programas como, mais recentemente, a sessão de pré-estreia do filme Mussum – "eles passearam pelo shopping e se sentiram importantes por terem sido convidados." Por morar perto, e porque Tubiacanga tem ares de cidade do interior, ela esbarra com seus pupilos nas ruas, na padaria, e mesmo no recesso, que acontece entre a véspera de Natal e 15 de janeiro. Nessa época, eles perguntam insistentemente sobre a volta às aulas. Tatiane tinha dois filhos. Agora tem 180 – e essa prole tende a crescer.

A história do Instituto Reação

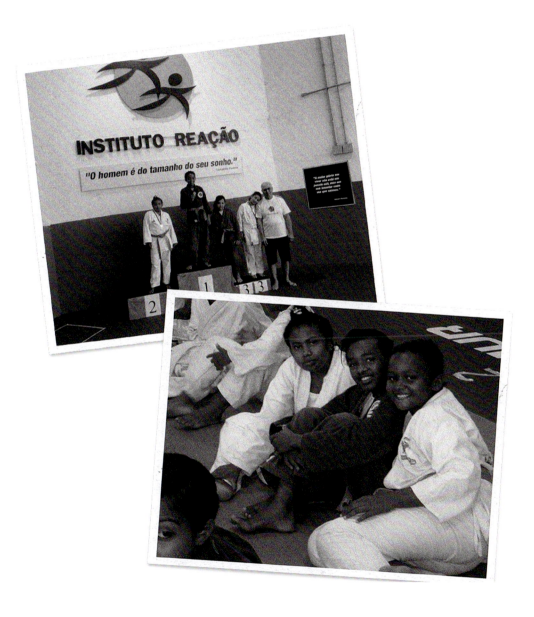

Há mais de duas décadas transformando vidas

POLO ROCHA MIRANDA

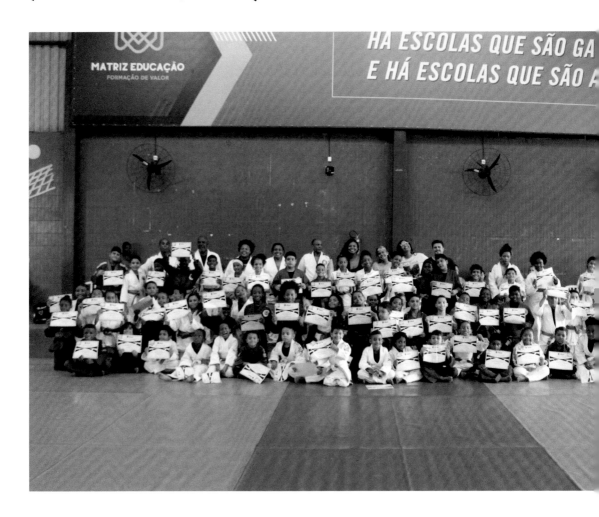

A história do Instituto Reação

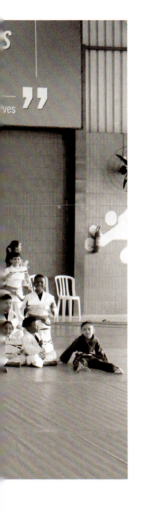

O Polo Tubiacanga, na Ilha do Governador, foi inaugurado em 2006 por um trio com o DNA do Reação.

Naquele ano, uniram forças os judocas Eduardo Soares, o Duda, egresso da Pequena Cruzada, um dos primeiros pilares do Instituto, Rodrigo Borges, pioneiro faixa-preta formado na Rocinha, e Carlos Lapa, craque do tatame revelado na saudosa equipe da Universidade Gama Filho que, convidado a colaborar, nunca mais deixou o time do Reação. Desde 2020, Carlos Lapa comanda o Polo Rocha Miranda, instalado nas dependências do Colégio Matriz Educação, hoje com 404 alunos inscritos. Como em toda a rede, os pequenos judocas só pisam no tatame se participarem do programa de educação – e contam ainda com atenção social e psicológica. Em atividade também está o Programa Reação Com Elas, voltado para mães e responsáveis femininas. A oferta de bolsas de estudo, outra frente do projeto, começou a ser implementada mais recentemente.

Lapinha, como os amigos chamam Carlos Lapa, teve vitoriosa carreira de atleta. Travou lutas renhidas com o amigo Flávio Canto – "bati muito nele", diverte-se. A última vez foi em uma competição: perdeu para Flávio numa final de torneio estadual. Já era professor na Gama Filho quando o parceiro o convidou para dar aulas nas recém-criadas turmas da Ilha do Governador. A partir dali, à medida que a história da Universidade Gama Filho caminhava para o fim, Carlos Lapa mergulhava cada vez mais fundo na aventura do Reação. Comandou turmas na Pequena Cruzada e na Rocinha e chegou a coordenar o Programa Faixa-Preta, responsável pela rotina de aulas em todos os polos. Sempre que o Reação precisou, ele estava lá. Marcou presença na abertura de outro polo, o de Deodoro, em 2014, e em um ousado projeto no Departamento Geral de Ações Socioeducativas (Degase) para menores infratores. Essas duas iniciativas não prosperaram, mas ele considera a experiência com os menores no abrigo uma das mais importantes da sua vida. "A ideia era encaminhá-los para nossos polos quando saíssem de lá. Não deu certo, mas nós tentamos."

A engenhosa costura da filosofia do judô com educação, atenção social e outras abordagens que envolvem a comunidade é, para Carlos Lapa, o que faz a diferença no trabalho do Reação: "Martelamos os valores, no tatame e fora dele. Com o garoto brigão, a gente trabalha o Respeito. Com aquele que não ajuda o próximo, a gente fala de Solidariedade." As manhãs, em Rocha Miranda, são das turmas Obi 1, 2 e 3, as que vão até a faixa dos 12 anos. À tarde, chegam os mais velhos. "A Obi 5, a última, é a turma mais cheia. A garotada vai ficando, não quer sair de jeito nenhum", orgulha-se. A fila de espera é grande, poderia elevar o número de alunos para 550, mas as decisões são tomadas com cuidado.

Treze colaboradores lidam com essa multidão cheia de vontade de aprender: o time inclui Carlos Lapa, dois educadores, entre os quais Alice Moura, que está no grupo desde o início do polo, dois professores de judô, quatro estagiários, Carol (administrativo), seu Guará (serviços gerais), uma psicóloga e uma assistente social. Chega gente das comunidades próximas, como Sapê e Faz Quem Quer, mas também de paragens mais distantes: Madureira, Deodoro, Irajá. "Aqui entra todo mundo, de comunidade, de colégio público ou particular", explica Lapa. E, com autoridade e os olhos brilhando, o ex-técnico de equipes de base da Seleção Brasileira de Judô revela: "Estou perturbando a diretoria para botar a pré-equipe. Temos uma garotada aqui que tem o dom, o gosto por competir."

A história do Instituto Reação

Carlos Lapa chegou ao Polo Rocha Miranda depois de enfrentar a pandemia na coordenação do Programa Faixa-Preta. "Foi uma época de muito trabalho e superação, professores e alunos em casa, afastando os móveis para dar treino, cachorro latindo, a mãe chamando para almoçar..." A esses percalços, ele acrescenta a lembrança da pobreza que se espalhou junto com o coronavírus: "Distribuímos muitas cestas básicas através do programa Ippon no Corona. Às vezes, por meio de apoios e parcerias, a gente até hoje distribui um biscoito, um pacote de macarrão. Faz diferença na vida de um bocado de gente." O papel da psicologia ele descobriu no dia a dia do polo. "No pós-pandemia, principalmente, ajudou e ajuda bastante, desde um simples término de namoro adolescente a questões familiares profundas", observa.

O exercício de tentar definir tudo o que existe no universo do Instituto Reação acaba levando a outras qualidades do projeto. "O que temos é uma empresa, é tudo planilhado", costuma dizer o fundador, Flávio Canto. O mérito maior da iniciativa talvez seja mesmo o de conciliar essa busca de qualidade na gestão com o empenho generoso de gente de trajetórias diversas, caso dos coordenadores dos polos cariocas: o administrador Eduardo Mota (Polo Rocinha); a ex-aluna Daniele Ferreira (Polo CDD-Taquara); a mãe de aluno Tatiane Freitas (Polo Tubiacanga); e o treinador e ex-atleta Carlos Lapa (Polo Rocha Miranda). A todos os envolvidos, a criançada agradece pela graça de um futuro possível.

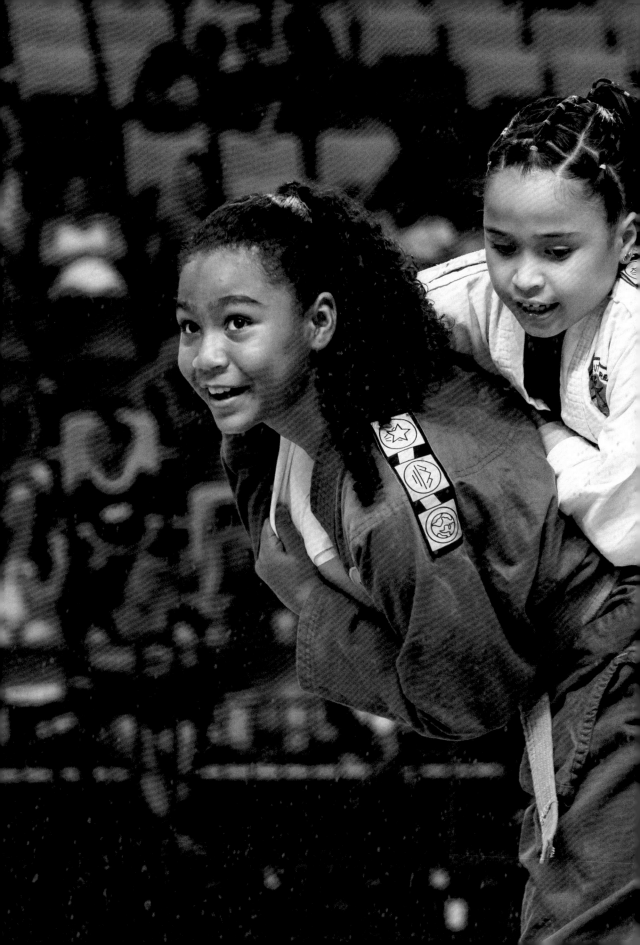

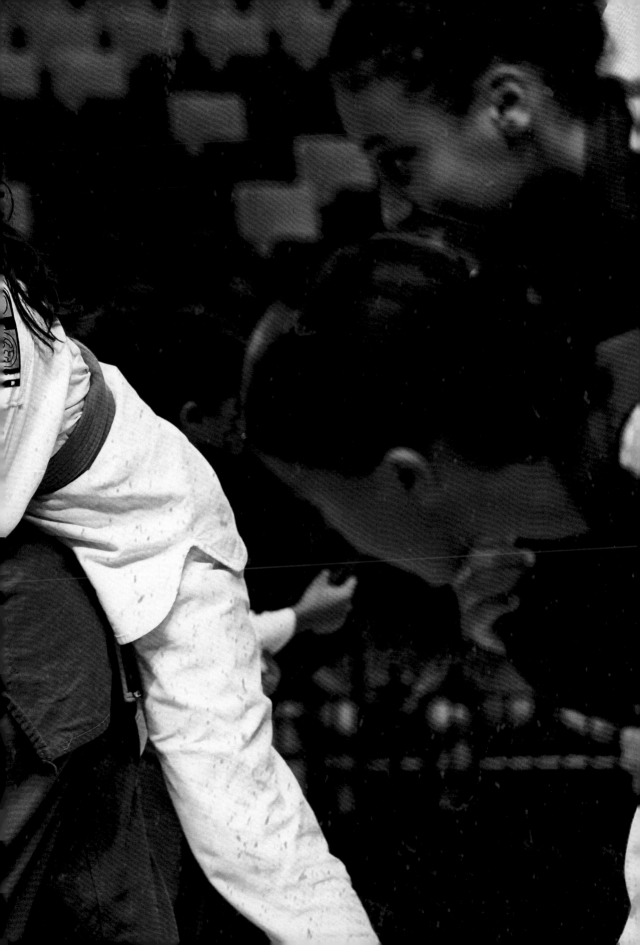

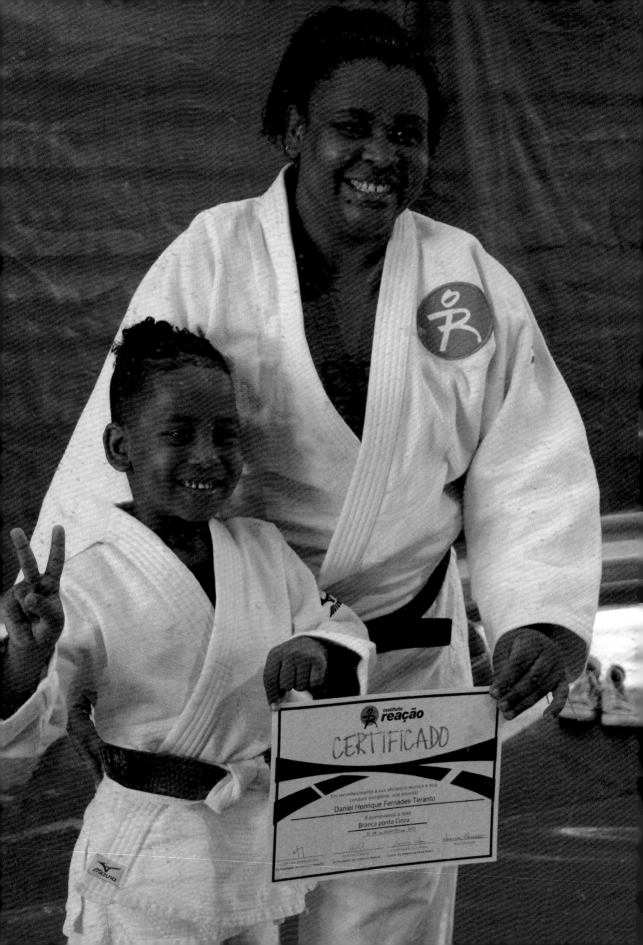

ÁLBUM DE FAMÍLIA

Personagens que ajudam a contar a história do Instituto Reação

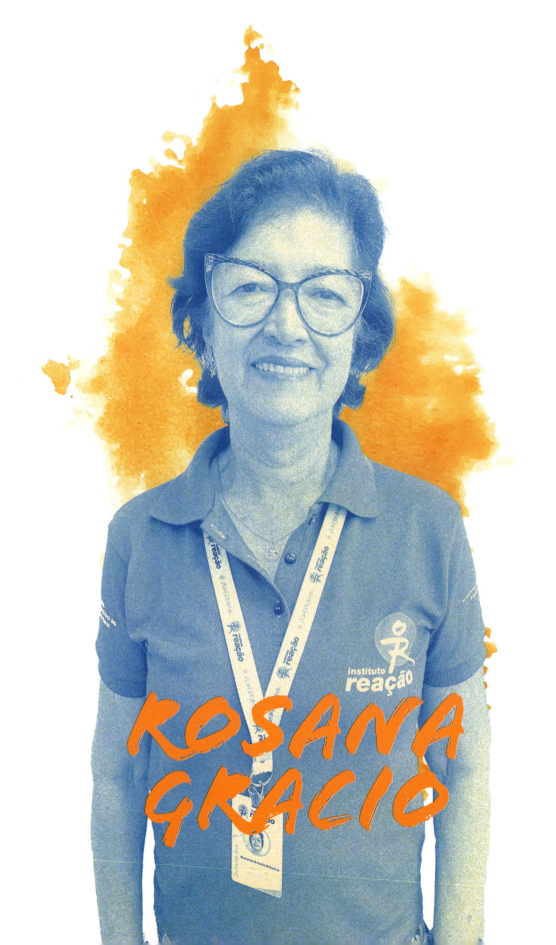

"Dona Rosana é patrimônio do Reação."

Ao dizer essa frase em um festejo de fim de ano com colaboradores do Instituto, Flávio Canto referia-se a Rosana Gracio, pioneira voluntária (e depois funcionária) do projeto. Em 2000, ela matriculou os dois filhos mais novos, os gêmeos Gustavo e Gabrielle, nas aulas gratuitas de judô oferecidas pelo treinador Geraldo Bernardes em uma academia perto da Cidade de Deus, onde mora até hoje. A iniciativa esportiva e social do sensei Bernardo, como se sabe, foi um dos pilares da criação do Instituto Reação, em 2003. Dona Rosana, portanto, está na área desde os primórdios. Entusiasta da ideia, sempre contribuiu como pôde. Chegou a levantar uma modesta ajuda de custo para os professores, junto com outras mães reunidas em uma associação. "O professor [Geraldo] ficou bravo quando soube. Frisava que o projeto era gratuito, comunitário, mas nós sabíamos que ele tirava dinheiro do próprio bolso para mantê-lo", revela.

Sem dar muita bola para a bronca, e fã de primeira hora dos esforços de Geraldo Bernardes, dona Rosana seguiu apoiando o projeto, que trouxe perspectivas inéditas para a criançada da região. Em 2001, no entanto, quem precisou de amparo foi ela. Naquele ano, seu marido foi morto em um assalto. "Meu mundo caiu. Ali me vi sozinha, com três filhos, o mais velho com 14 anos e os dois pequenos com 7, em uma casa que estávamos construindo, ainda sem porta nem janela", lembra. Ela conta que, naquele momento, pensou em desistir de tudo e começou a desenvolver um quadro sério de depressão que gerou vários problemas de saúde. Como já dito em outras partes deste livro, o judô forja ligações duradouras e ensina a "cair e levantar mais forte". Essas e outras lições cultivadas no tatame e aprendidas também por dona Rosana a ajudaram a dar a volta por cima.

No auge da desesperança, e da depressão, ela evitava botar o pé na rua. "Quando eu não aparecia no judô, o professor Geraldo ia lá em casa perguntar por mim e dizia que só sairia dali quando eu fosse com ele para a academia. Repetia que eu tinha um compromisso com ele, que o projeto precisava de mim", recorda-se. "Ele foi de uma grandiosidade tremenda. Dizia que eu não podia abandonar tudo, agora que estávamos no processo de transição para a criação do Instituto Reação." Ela relata que, no dia a dia das aulas, e depois dos treinos de Flávio Canto com seu técnico, Geraldo Bernardes, os dois, lá pelas nove da noite, sentavam-se no tatame e, de prancheta na mão, começavam a esboçar o Instituto Reação. "Eu ainda era voluntária, ia embora às onze da noite, mais ou menos, e eles ficavam lá, discutindo caminhos." Depois da queda, Rosana Gracio levantou mais forte. Retomou a rotina, redobrou as atenções ao projeto que abraçou – e que a abraçou de volta quando ela mais precisou – e tornou-se uma das primeiras funcionárias de carteira assinada do Instituto Reação. Até hoje dá expediente como assistente administrativa no Polo CDD – Taquara. "Éramos três no início, atualmente o Instituto tem 150 contratados", destaca, contente de fazer parte dessa história.

Os gêmeos Gustavo e Gabrielle foram até a faixa roxa e deixaram as aulas de judô quando começaram a faculdade. Ele é professor de Geografia e ela, nutricionista. Dona Rosana faz questão de afirmar que até o mais velho, que não frequentou as aulas do professor Geraldo, tem enorme sentimento de gratidão pela solidariedade ali encontrada. "Os três hoje são casados, trabalham, têm suas famílias, sabem, como eu sei, que o Reação foi fundamental na minha recuperação e na criação dos meus filhos. A cada formatura de um deles eu recebia os parabéns do pessoal." Hoje, acomodada em sua mesinha ao lado do dojô no campus R9, é ela, como funcionária do Instituto, quem faz inscrições, esclarece dúvidas e ouve outras mães e suas preocupações. "Meu caso é exemplar. O Reação abre portas para você ser alguém, e abre para todos, é só aproveitar", testemunha a carioca Rosana Gracio, "patrimônio do Reação".

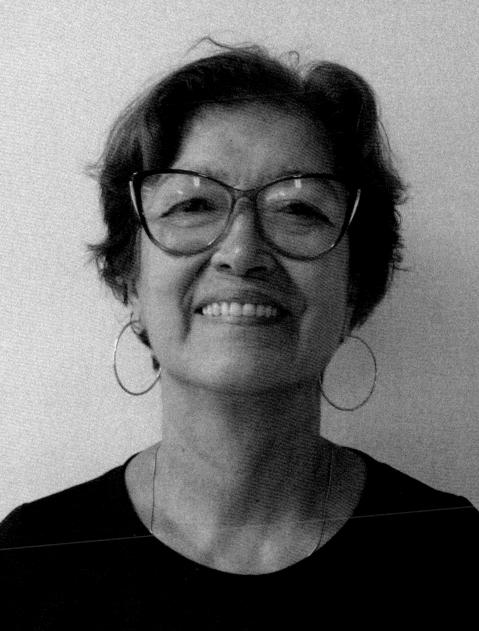

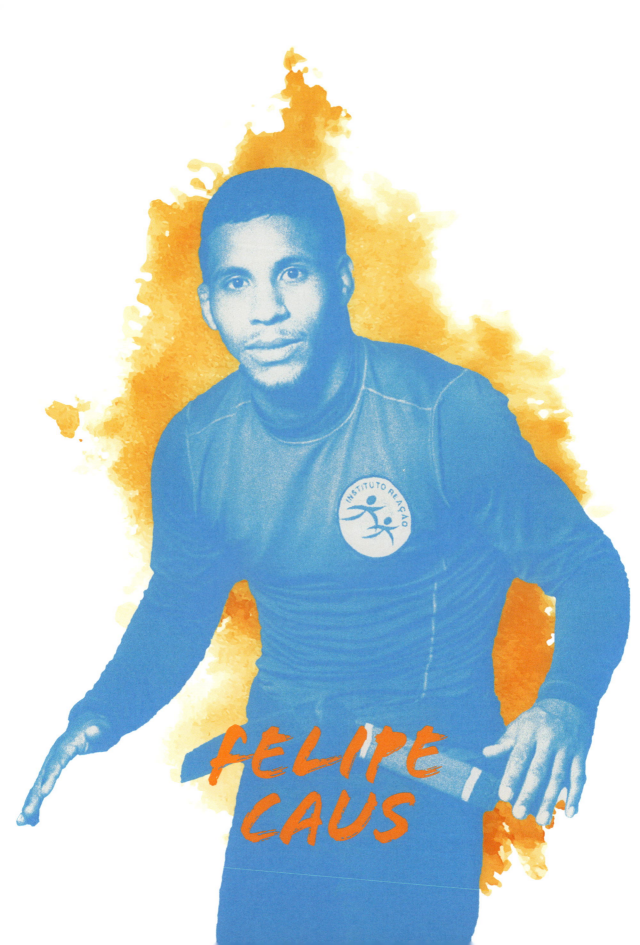

"Passado não é destino."

A máxima, ensinada com ênfase no Instituto Reação, sintetiza a ideia de que a sua origem não determina, de antemão, aonde você pode chegar. Entre os participantes do projeto criado na Rocinha, poucas trajetórias ilustram tão bem a verdade contida nessa regra de conduta quanto a de Felipe Sousa da Silva, o Felipe Caus. Ele nasceu em 1987 e foi criado na favela, na área conhecida como Roupa Suja, um trecho do morro sobre o Túnel Zuzu Angel. Cresceu em meio às conhecidas dificuldades locais, que vão da falta de saneamento à presença cotidiana da violência. Em 2000, foi um daqueles primeiros garotos curiosos da comunidade que toparam ganhar um quimono de presente e participar das aulas de judô do programa Educação Criança Futuro, antecessor do Reação.

Ligado em esportes – todos os que estavam a seu alcance, do surfe na vizinha Praia de São Conrado, ao futebol –, não demorou a exibir desenvoltura no tatame. No judô, foi o primeiro colocado nos torneios internos do Instituto, nas edições do Inter Reação das quais participou, e colecionou medalhas em competições regionais entre 2004 e 2013. Ele costuma dizer, no entanto, que foi escolhido pelo jiu-jítsu: na modalidade, de 2015 a 2017, acumulou conquistas em disputas estaduais, sul-americanas, na Copa do Brasil e na Copa do Mundo. Ficou conhecido como o "Rei do Solo", imbatível em outro tradicional evento interno dos integrantes do Reação. No Caminho Potente do Instituto, foi aluno, atleta, voluntário e professor, chegando à faixa preta nas duas artes marciais.

Nada disso se deu sem os grandes sacrifícios comuns entre os que nascem na base da pirâmide social brasileira. Felipe Caus era o único homem dos quatro netos criados pela avó – dona Luiza, que virou saudade em maio de 2023. Desde os 14 anos, o garoto ajudou a levar dinheiro para casa. Fez cursos de eletricista, bombeiro hidráulico, guarda-vidas, e trabalhou nessas e em outras atividades. Meteu "a mão na massa", tanto como pizzaiolo em um conhecido restaurante carioca quanto nas obras do metrô, onde passou quatro anos cumprindo um expediente puxado debaixo da terra – às seis da tarde, corria do canteiro para os treinos no dojô. "Minha mulher diz que eu estou sempre em dois lugares ao mesmo tempo", diz, rindo. Em 2017, dava aulas no Instituto Reação quando uma equipe de atletas dos Emirados Árabes Unidos foi visitar a sede, na Rocinha.

Há mais de duas décadas transformando vidas

Caus já fazia planos de seguir os passos de seu mestre no jiu-jítsu, Marcos Bala, que se mudara para trabalhar como professor naquele país do Oriente Médio. Penou um bocado no processo de aprendizado de inglês, um dos muitos obstáculos pela frente antes de ganhar bolsa em um curso de idiomas, fruto de parceria do Instituto Reação. Na visita da delegação dos Emirados ao Complexo Esportivo da Rocinha, ele conheceu o treinador Ibrahim al Hosani, que o convidou a tentar a sorte do outro lado do mundo. Dito assim, parece fácil, mas nunca foi. Os inúmeros desafios surgidos a partir daquele chamado incluíram, além do necessário esforço para dominar o inglês, a compra da passagem cheia de escalas, só de ida, rumo a um futuro incerto, e a chegada em terra estrangeira sem emprego garantido. Na primeira entrevista, foi reprovado.

"O boss falou em inglês, muito rápido, eu olhei para um lado, olhei para o outro, ele simplesmente se levantou e foi embora", lembra. O que o boss ainda não sabia é que outro lema do Reação, esse emprestado do judô, é "cair e levantar mais forte". Felipe Caus nem pensou em desistir. Foram mais seis meses de estudos até surgir nova oportunidade. Nesse meio-tempo, ele já acompanhava Ibrahim em aulas e treinos no clube Sharjah Self Defense, mas precisava se virar de outras formas: recorreu à formação de guarda-vidas, alugou uma piscina e deu aulas de natação. Veio a segunda entrevista com o temido boss, que reconheceu o candidato e o elogiou pela persistência. "Ele perguntou quem queria começar, eu me apresentei, já estava mais à vontade no inglês e até mesmo com alguns termos em árabe, e aí eu ganhei ele."

Caus segue exercitando o dom de estar "em dois lugares ao mesmo tempo". Dá aulas de defesa pessoal para as forças militares de manhã, treina os atletas do clube Sharjah Self Defense à tarde e, depois de superar contusões, voltou a competir. Já está adaptado à paisagem local: costuma ligar o carro e o ar-condicionado meia hora antes de sair, para enfrentar temperaturas que podem chegar a 60°C. Mora com a mulher em um apartamento confortável em Ra's al Khaymah, um dos sete emirados – cada um é uma monarquia controlada por uma família real com soberania sobre o território –, e não se esquece do dia em que desembarcou. "Quando abri o portão e o Ibrahim tinha me levado para uma mansão gigante, pensei no beco onde cresci. Tinha que pedir licença ao rato para passar, janela colada com vizinho, briga, e aí comecei a chorar", conta.

Em 2023, no ano em que o Instituto Reação completou duas décadas, o Sharjah Self Defense, clube onde Caus atua como técnico, viveu ótima temporada nos Emirados Árabes. Por lá, o jiu-jítsu é uma paixão: só perde, em termos esportivos, para o futebol.

A história do Instituto Reação

"Aqui apareço direto na TV", afirma ele, achando graça. Desde que chegou, um de seus desafios tem sido abrir caminho para outros atletas do Reação. "Temos um grupo no zap, divido com eles uma planilha e aponto o que fazer: digo para tirar carteira de habilitação, estudar inglês e jiu-jítsu, especialmente o que o boss costuma perguntar, e o resto é com eles." Cria do Instituto, Kelly Mesquita está hospedada na casa dele e já começou a trabalhar. Entre recém-chegados e outros que o antecederam, hoje o Reação nos Emirados é representado por Wallace, Adriano, Celsinho, Duda, Pedro Magrão e Jéssica. Felipe menciona também Gildásio, que está no Catar, e Gabriel Serra, hoje no Canadá. "A gente é o Reaction International", resume Caus, que fez seu destino como um faixa-preta do Reação dentro e fora do tatame.

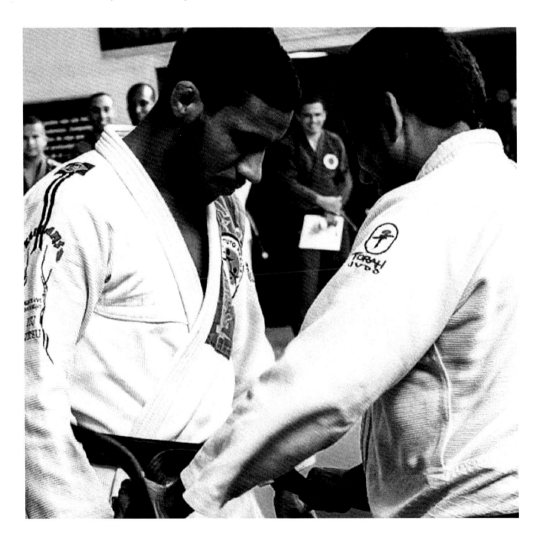

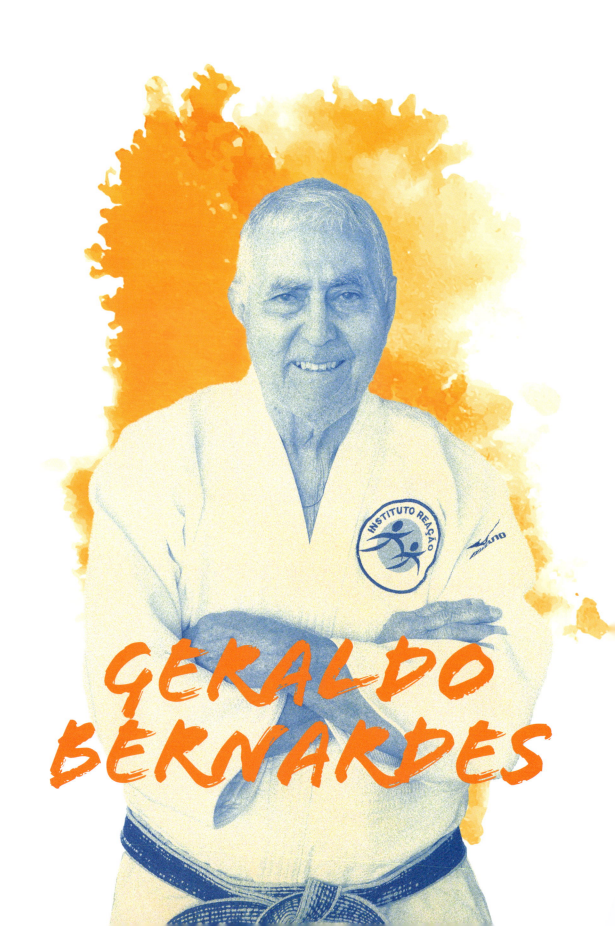

Aos 15 anos, o menino brigão criado no Lins, Zona Norte do Rio de Janeiro, descobriu o judô na academia do professor Mesquita, no bairro de Marechal Hermes.

No tatame foi apresentado a técnicas de luta, mas também a um rico universo de valores para a vida inteira, como Coragem, Humildade, Responsabilidade, Respeito, Superação e Solidariedade (conceitos inspirados no Bushido, o código do samurai). Surgia ali uma vocação: passou de atleta a professor, formado pela Universidade Gama Filho, com direito a uma viagem de aprendizado ao Japão, berço da arte marcial criada por Jigoro Kano. Geraldo Bernardes, nascido em 12 de setembro de 1942, faixa-vermelha de 9o Dan, segunda graduação mais alta do judô, construiu uma trajetória difícil de alcançar como treinador no Brasil – e mundo afora. Foi técnico da Seleção Brasileira de Judô pela primeira vez no Mundial de 1979 e brilhou em cinco Olimpíadas: da beira do tatame, viu Aurélio Miguel conquistar o primeiro ouro olímpico brasileiro da modalidade nos Jogos de Seul 1988; acompanhou Rogério Sampaio no ouro em Barcelona 1992; guiou Aurélio Miguel, mais uma vez, e Henrique Guimarães rumo ao bronze em Atlanta 1996. Deixou o comando da Seleção no final das Olimpíadas de Sydney 2000, com as pratas de Thiago Camilo e Carlos Honorato, e em 2016 voltou aos Jogos, no Rio, agora como treinador de uma estreante, e inédita, equipe de refugiados.

Tem mais. Dois atletas revelados por ele, Flávio Canto e Rafaela Silva, ganharam, respectivamente, o bronze em Atenas 2004 e o ouro na Rio 2016. O Instituto Reação conecta o trio formado por Geraldo, Flávio e Rafaela. O projeto de esporte e transformação social criado por Flávio com o apoio de Geraldo, seu primeiro treinador, tem Rafaela, talento da Cidade de Deus lapidado pelo técnico, como mais vistosa revelação no esporte. Em entrevista à TV, o veterano sensei já disse que um líder pode se impor como um ditador ou pelo exemplo – e que ele prefere a segunda opção. Sua vida é prova disso. Em 2018, foi premiado pelo Comitê Olímpico Internacional pela atuação como técnico dos congoleses Popole Misenga e Yolande Bukasa na primeira equipe de refugiados da história das Olimpíadas, dois anos antes, nos Jogos do Rio.

Há mais de duas décadas transformando vidas

Quando encerrou suas atividades no comando da Seleção, após décadas de vitórias, poderia ter trocado o quimono pelo pijama. Em vez disso, em 2000, começou a correr escolas da Cidade de Deus, do Anil, da Gardênia Azul e de Rio das Pedras, redutos de muitas carências na Zona Oeste, em busca de alunos para o Projeto Geraldo Bernardes, de aulas gratuitas de judô. Foi assim que encontrou uma menina de 8 anos — cria da Cidade de Deus e brigona como ele havia sido no passado —, levou-a para o tatame e disse aos pais dela: "A Rafaela ainda vai para as Olimpíadas." Há testemunhas. Rafaela Silva foi campeã mundial em 2013, subiu ao alto do pódio olímpico três anos depois e, em 2023, conquistou o ouro nos Jogos Pan-Americanos de Santiago, no Chile.

Como todo bom judoca, Geraldo é duro na queda. Enfrenta problemas de saúde com a garra que sempre demonstrou no tatame e fora dele. Rosana Gracio, outra personagem pioneira na história do Reação, lembra quando ele, ainda no início dos anos 2000, 15 dias depois de fazer uma cirurgia no coração, reapareceu no Polo Cidade de Deus. "Ele não podia dirigir, não podia subir num ônibus nem tinha condições de viajar sentado num táxi. Então foi a pé de casa até o projeto", conta. Outros pesos-pesados, como o câncer e o Mal de Parkinson, cruzaram o seu caminho, mas não o impediram de seguir em frente, e de seguir surpreendendo. Após mais de duas décadas na coordenação de dois endereços em Jacarepaguá — os atuais polos CDD Taquara e Cidade de Deus Iniciação —, mudou-se de mala e cuia para Tibau do Sul, no Rio Grande do Norte, e em 2021 inaugurou um novo polo do Instituto Reação. Geraldo já encontrou jovens talentos por lá e está ensinando, acima de tudo, que eles, como Rafaela Silva, têm o direito de sonhar alto. O professor está todo dia no dojô, à disposição, para mostrar o caminho: "Eu não me limito, digo a eles que meu lema é morrer no tatame."

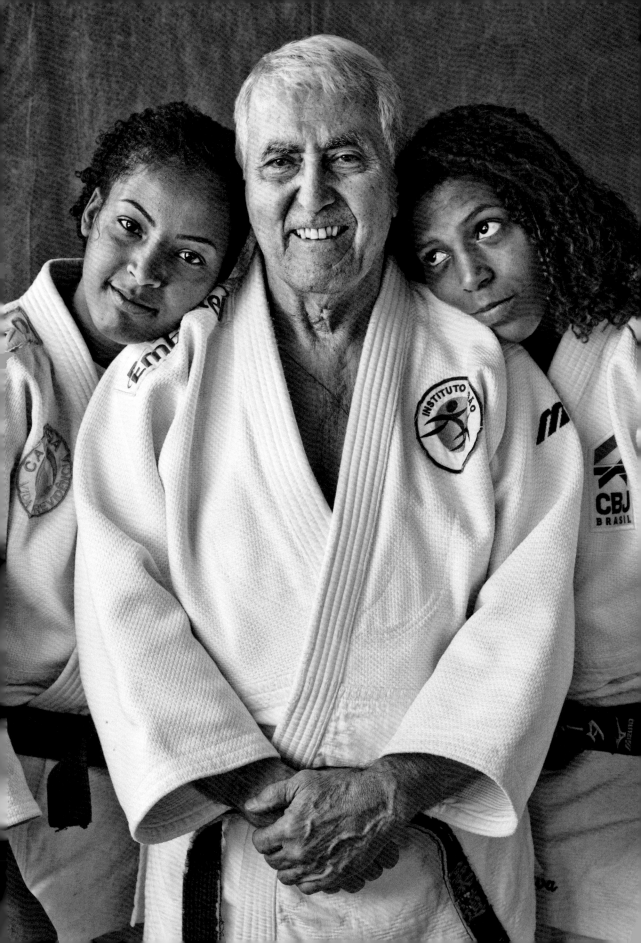

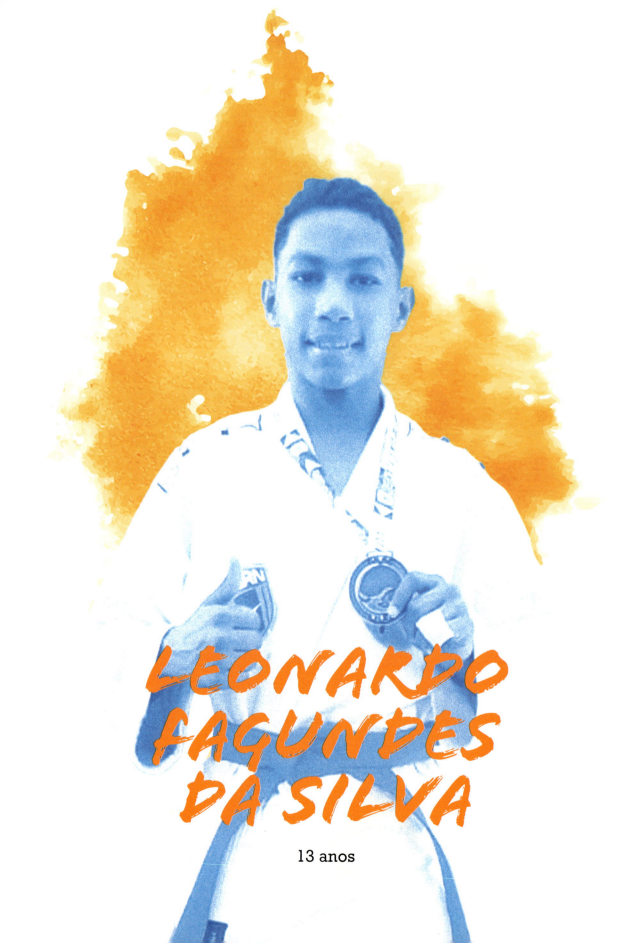

Leo lembra bem. Tinha 10 anos e estava na biblioteca comunitária de Sibaúma, ponto de encontro da garotada local, quando a notícia chegou: na Pipa, outro distrito de Tibau do Sul, município do Rio Grande do Norte onde nasceu e vive, iam inaugurar um projeto de esportes para jovens como ele.

Com a autorização dos pais, acompanhou a turma na viagem de meia hora de ônibus até a localidade vizinha, onde ouviu uma apresentação do sensei Geraldo Bernardes. O experiente treinador, que comandou a equipe brasileira em quatro Olimpíadas, se mudara havia pouco tempo do Rio de Janeiro para Tibau do Sul. "Fiquei emocionado com o professor falando das possibilidades do judô, do que ele tinha do bom e do melhor para dar a nós, atletas", conta. Naquele exato momento nasciam o judoca Leonardo Fagundes da Silva, hoje com 13 anos, e seus novos sonhos. "Fiquei muito inspirado, né? Eu nunca tinha escutado falar de judô, de Olimpíadas, e aí ele falou sobre o Flávio Canto, a Rafaela Silva, e eu pensei: quero ser um atleta olímpico."

Leonardo tinha 5 anos quando Rafaela Silva conquistou o ouro na Rio 2016. É o filho mais velho do piloto de lancha Giliarde e da dona de casa Irene e tem três irmãs. Naturalmente, suas perspectivas, e as de outros jovens da região, se ampliaram com a chegada do Instituto Reação, que, em cada polo, defende a formação de faixas-pretas "dentro e fora do tatame". Ele participa com entusiasmo do Programa Educação – admite que gosta dos debates propostos pelas educadoras, mas foi no tatame que chamou a atenção do veterano treinador. "Ele tem talento, bati o olho e pensei logo na Rafaela", disse Geraldo Bernardes sobre o garoto em entrevista à TV.

O polo criado na Pipa mudou-se para outro distrito da cidade, Bela Vista, e Leonardo continua firme. Treina pelo menos três vezes por semana, mas a frequência pode ir de segunda a sábado, quando as competições se aproximam ou as condições de transporte público permitem. O garoto de Sibaúma já viajou com o sensei duas vezes ao Rio: para competir no Inter Reação, o torneio interno do Instituto, e para disputar a seletiva dos Jogos Pan-Americanos do Chile, em 2023. No mesmo ano, foi a Curitiba, no Paraná, representar o Reação no Campeonato Brasileiro de Judô. "Em todas as seletivas que lutei aqui eu consegui me classificar para disputas fora do estado", detalha com um orgulho que só se compara ao da mãe. "Deus colocou o Geraldo no caminho do meu filho, fico muito feliz, agradecida. Se não fosse ele, Leonardo não teria conhecido o judô, não teria visitado outros lugares, não teria ido tão longe. E, creio, ele vai mais longe ainda", afirma dona Irene.

O caminho de Leonardo – o de qualquer um – para se tornar atleta olímpico é longo e árduo, mas a oportunidade de sonhar ele já conquistou. O menino se recorda do bom começo, de vitórias em série, até a primeira derrota em uma final, em uma disputa regional por uma vaga no Brasileiro realizada em Natal, capital do Rio Grande do Norte. "Chorei muito e o sensei foi o primeiro a me consolar, passou todo o caminho de volta conversando comigo." Leonardo repete com naturalidade o lema do judô ("cair e levantar mais forte") e a máxima de seu professor: "As medalhas você conquista no treino, na competição você só vai buscá-las." Ele estuda à tarde, no 8o ano do Ensino Fundamental, na Escola Padre Armando de Paiva, da rede pública, e de lá segue para os treinos de cerca de hora e meia no tatame, com a mesma carga horária dedicada ao Programa de Educação. No judô, está na faixa laranja, e ainda se lembra com muita emoção da primeira cerimônia de troca de faixas, que contou com a participação do medalhista olímpico Flávio Canto. "Eu quero me tornar um campeão olímpico e trazer a medalha para casa", reafirma.

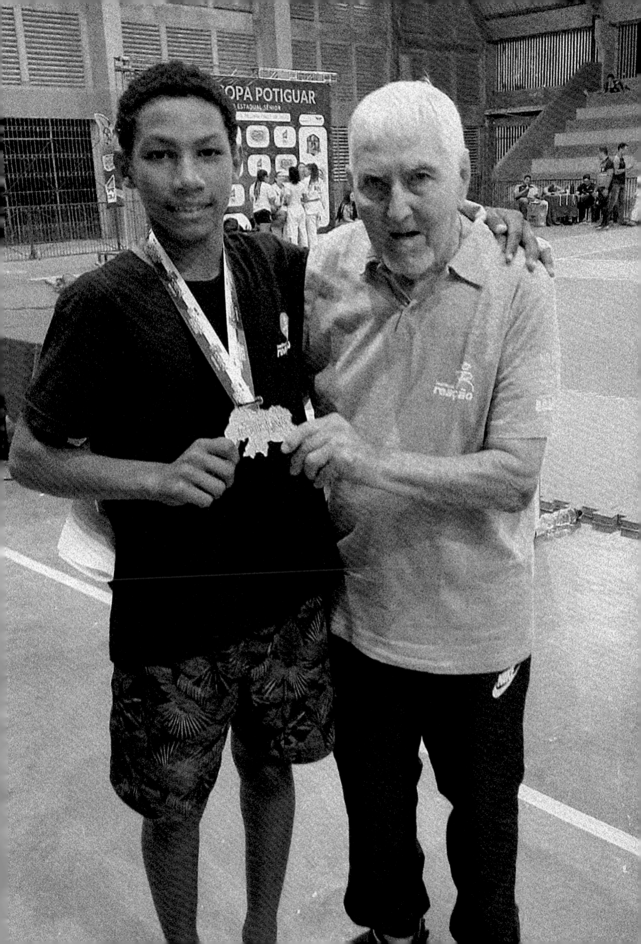

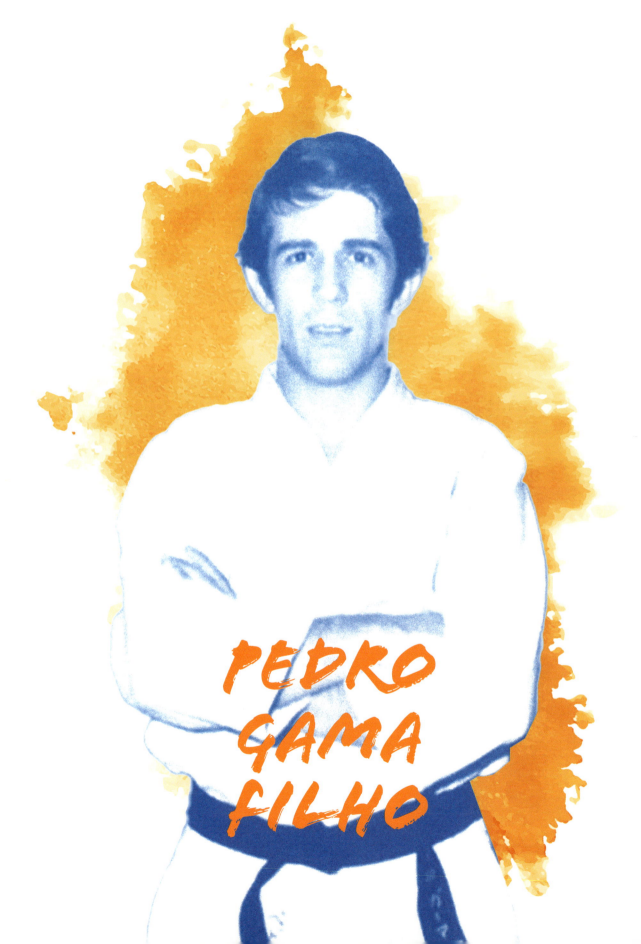

A história do Instituto Reação

Em 2000, três anos antes do surgimento oficial do Instituto Reação, chegava à favela da Rocinha, no Rio de Janeiro, o projeto Educação Criança Futuro, definido à época por seu criador como "um núcleo onde daremos aulas gratuitas, atendimento médico, psicológico, e acompanharemos os meninos nos estudos".

A parceria da prefeitura do Rio com a Universidade Gama Filho, uma iniciativa para oferecer treinos de artes marciais – e todo o resto – para os jovens da comunidade, foi ideia de Pedro Gama Filho (1945-2004), gestada no campus da universidade fundada por seu pai, Luís Felipe Gama Filho. Renata, filha de Pedro e neta de Luís, conta: "Papai era 100% do esporte, acreditava nesse caminho do crescimento da própria universidade e no acesso gratuito à educação através do esporte, que, além de ser seu ideal de vida, funcionaria como uma mola impulsionadora da instituição."

O judoca Flávio Canto, que teve na figura de Pedro Gama Filho um grande amigo e incentivador da sua carreira de atleta, atesta: "Eu me apresentei como voluntário, para dar aulas de judô na Rocinha. O Pedro era um cara muito especial, muito querido, fui rapidamente percebendo que aquilo ali era um movimento poderoso." Cheio de sonhos, como o do projeto que ele já começava a expandir por outras comunidades da cidade, Pedro Gama Filho foi surpreendido por um golpe traiçoeiro. Lutou como sempre – por dois anos e meio, contra os três meses de vida que o médico havia estimado – e, aos 59 anos, teve a vida ceifada pelo câncer. Flávio e outros colaboradores que subiram a Rocinha com ele nunca mais desceram: continuaram o trabalho de Pedro e o multiplicaram através do Instituto Reação. Não por acaso o dojô da sede do projeto leva seu nome.

Pedro começou no caratê com o mestre Sadamu Uriu, antes de conhecer o jiu-jítsu na academia do professor João Alberto Barreto e, em seguida, passar a treinar na academia dos professores Rayson Gracie e João Athayde. Depois que João Athayde adquiriu a tradicional academia Haroldo Brito, de judô, Pedro Gama Filho passou a comandá-la. Vinha daí sua aproximação com a modalidade. Duro na queda, tornou-se faixa-preta nas

Há mais de duas décadas transformando vidas

três artes marciais: caratê, jiu-jítsu e judô. Incansável, também praticou luta livre com os professores Roberto Leitão e Ricardo Calmon e treinou boxe com o lendário Santa Rosa. O entusiasmo pela prática de atividade física, em especial as artes marciais, traduziu-se em ações pioneiras – como a de transformar o jiu-jítsu em disciplina acadêmica no curso de graduação de Educação Física da Gama Filho. Na instituição, ele também promoveu inédito intercâmbio com professores do Japão, criou uma vencedora equipe de atletas que lutaram pela Gama Filho e instituiu o Judogam, torneio que, como as duas ações anteriores, contribuiu tremendamente para a difusão do judô no Brasil.

Em 12 de agosto de 2020, a prefeitura do Rio inaugurou, na Barra da Tijuca, a Cidade das Artes Marciais, um espaço público com 14 praças e Calçada da Fama que homenageiam personalidades desse universo. Pedro Gama Filho virou praça, ao lado de nomes como o do japonês Jigoro Kano, o criador do judô, o da Família Gracie, expoente do chamado "brazilian jiu-jitsu", e o do capoeirista baiano Mestre Pastinha. Na precoce despedida de Pedro Gama Filho, em 2004, seus muitos amigos e admiradores lotaram a monumental Igreja da Candelária, no Centro do Rio. A memória de suas realizações persiste na trajetória das pessoas que foram, de alguma forma, tocadas por sua crença no efeito transformador das artes marciais. "Até hoje, nos lugares mais inesperados, quando apresento um documento e veem meu sobrenome, me perguntam se sou parente do Pedro Gama Filho. É a deixa para me contarem histórias sobre ele. Esse é o maior legado: ele e os ideais dele continuam aí, mais vivos do que nunca", diz a filha, Renata Gama Filho.

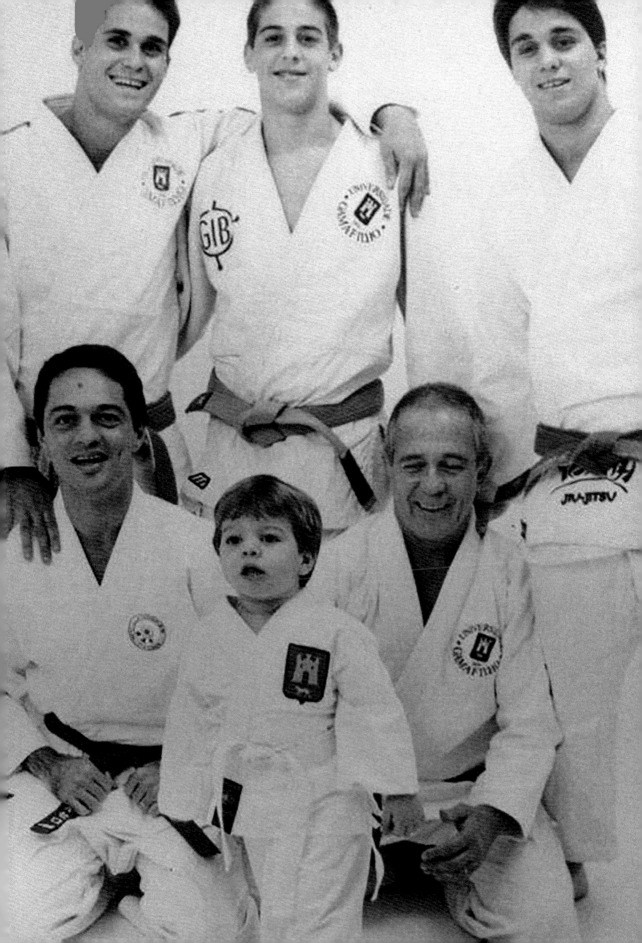

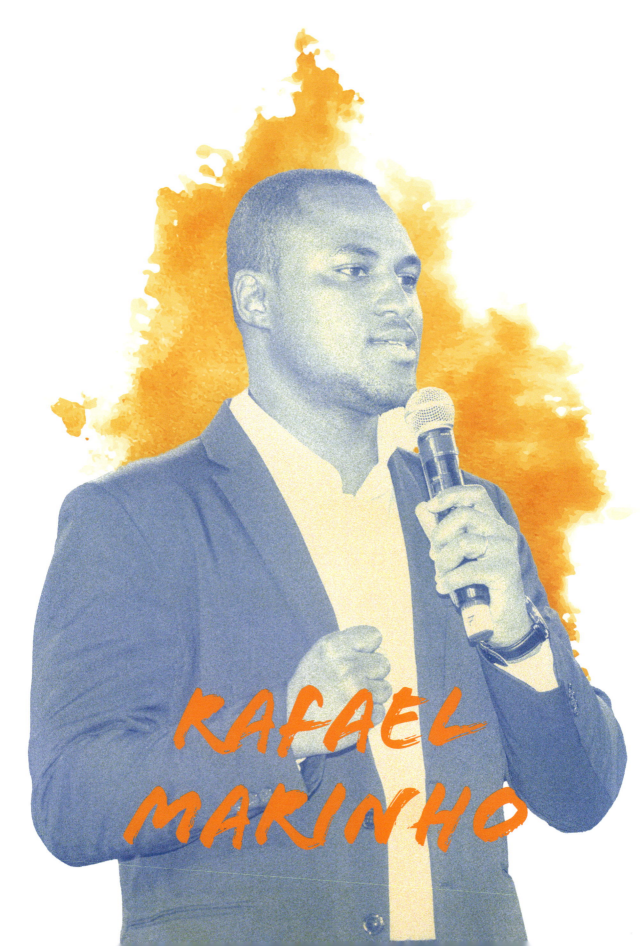

A história do Instituto Reação

É compreensível que enxerguem o Instituto Reação como "apenas" um projeto gratuito de aulas de judô para milhares de crianças e jovens em situação de vulnerabilidade.

Afinal, entre os seus fundadores despontam um judoca (Flávio Canto) e um treinador (Geraldo Bernardes) consagrados. É compreensível, mas não é correto. Após duas décadas, o trabalho de formação de faixas-pretas dentro e fora do tatame rendeu frutos variados. Tome-se o exemplo de Rafael Marinho. Em 2004, ele vivia na Rocinha e tinha 12 anos, quando foi convidado por um amigo para conhecer a iniciativa. Ele já lutava taekwondo e gostou da ideia de trocar uma arte marcial por outra que contava com calendário mais consistente de competições. Participou dos primeiros passos do Instituto, com pioneiros como Flávio e Duda (Eduardo Soares) comandando as aulas no espaço emprestado, e empoeirado, do canteiro de obras em que estava sendo construída uma academia de ginástica, perto da favela.

Decidido desde cedo a agarrar as oportunidades que surgissem, ele também fazia teatro – o que, seguramente, ajudou-o a sair na frente no processo de seleção do elenco para um comercial do Reação produzido em 2006. O anúncio veiculado na TV mostrava o menino descendo o morro, descalço, e dizendo que nunca teve "nenhum tipo de facilidade", antes de arrematar com o que aprendia no judô: "Quando aparece algum obstáculo na minha frente, eu faço questão de derrubar." Rafael superou os obstáculos que se apresentaram e, seguindo o Caminho Potente proposto pelo Instituto Reação, graduou-se em Engenharia Civil. Hoje, trabalha na área em que se especializou e concluiu o mestrado em Dimensionamento Estrutural pela Universidade do Estado do Rio de Janeiro, a Uerj. Para matar as saudades, ainda veste o quimono nas aulas noturnas de judô e jiu-jítsu no Complexo Esportivo da Rocinha.

Rafael não vive mais na Rocinha, na região da favela conhecida como Vila Verde. "Nasci preto, pobre e favelado, naquela clássica situação de dificuldade, mas tive algumas vantagens, como uma família estruturada. Meus pais, que não completaram o Ensino Fundamental, não deixaram a gente trabalhar, nem eu nem minhas duas irmãs, antes de terminarmos os estudos", conta. A base em casa e uma certeza íntima do que queria na vida potencializaram sua experiência no Reação. Ele foi um dos primeiros alunos a receber uma bolsa de estudo (no seu caso, no Colégio Santa Mônica) do projeto educacional em embrião, a ser institucionalizado como Programa Reação Bolsas de Estudo. Viu, de perto, o Instituto crescer e multiplicar suas possibilidades. "Fico abismado. Hoje me sinto, ao mesmo tempo, feliz e orgulhoso. Quando entrei, a gente só tinha o tatame que cabia numa sala, sobre um chão de barro, com muita obra em volta. Éramos 15, 20, no máximo..."

Nunca foi fácil, como já dizia o garoto no comercial de 2006. "No tempo de faculdade, eu morava em Guaratiba [na Zona Oeste do Rio] e trabalhava no Centro da cidade. Minha rotina era acordar às cinco e meia da manhã para chegar no trabalho às oito e dar expediente até as seis da tarde. Depois, faculdade das sete às dez da noite. E correria para não perder o trem até Santa Cruz e poder chegar em casa à meia-noite." Mas ele confessa que nunca pensou em desistir. "A cultura do tatame é a de ser casca grossa, de não ficar esperando nada cair do céu. Quando você tem um objetivo muito claro, os sacrifícios no caminho não são dolorosos, são só o que você tem que pagar para chegar lá", ensina Rafael, até hoje um fiel integrante da família Reação.

"Sempre volto para conversar com os mais novos sobre a nossa cultura, sobre perseverança, disciplina", diz. À vontade para falar diante do público – a ideia de cursar mestrado surgiu do desejo de poder dar aulas –, o ex-aluno de teatro vem sendo convocado pelo Instituto Reação para fazer palestras e mentorias. Um desses eventos, uma conversa com "uma galera de Harvard [sim, a tradicional universidade americana]", foi conduzido em inglês, no Copacabana Palace, o que ele encarou como mais um desafio. Pequeno ainda, o "cria" da Vila Verde aprendeu no judô que, apesar das dificuldades, obstáculos estão aí para serem derrubados. Ele mesmo, bem no início de sua trajetória dentro do Reação, já tinha traduzido esse sentimento em poesia, sob a influência das oficinas de educação do Instituto.

Em homenagem ao projeto, o garoto escreveu então os seguintes versos:

QUAL O TAMANHO
DE UM HOMEM?

UMA IDEIA
EU PROPONHO

QUE ELE
SEJA GIGANTE

DO TAMANHO
DO SEU SONHO

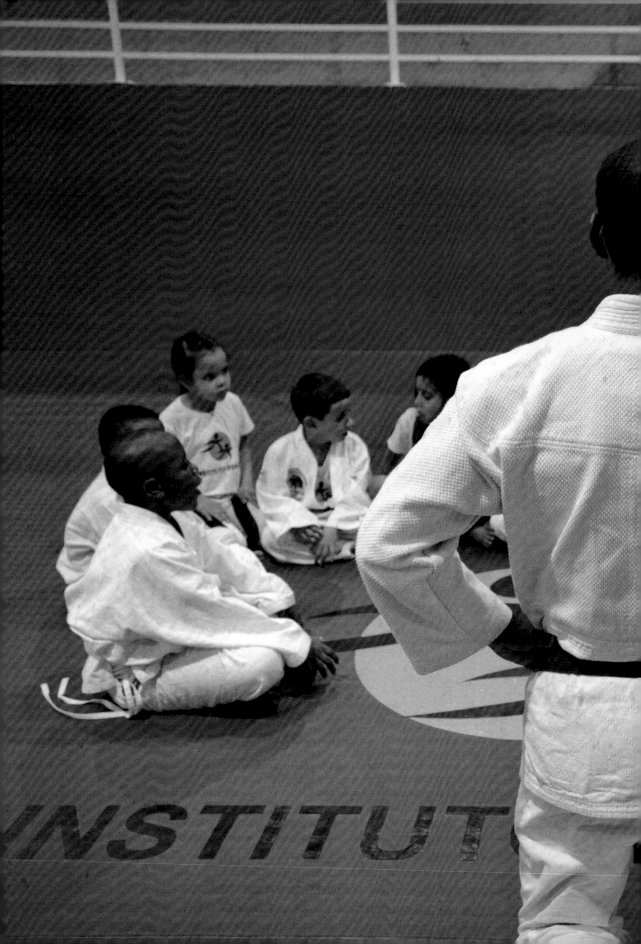

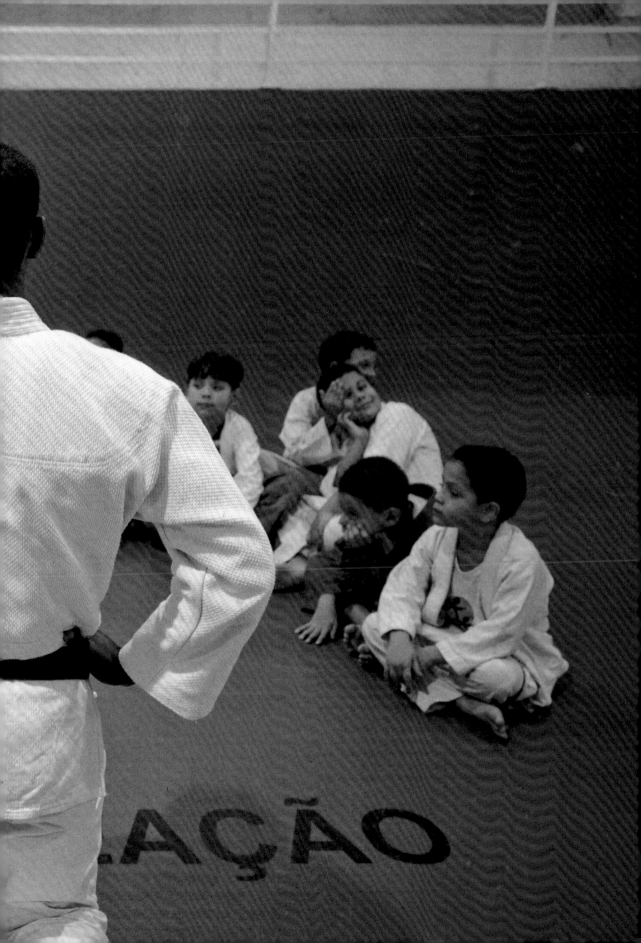

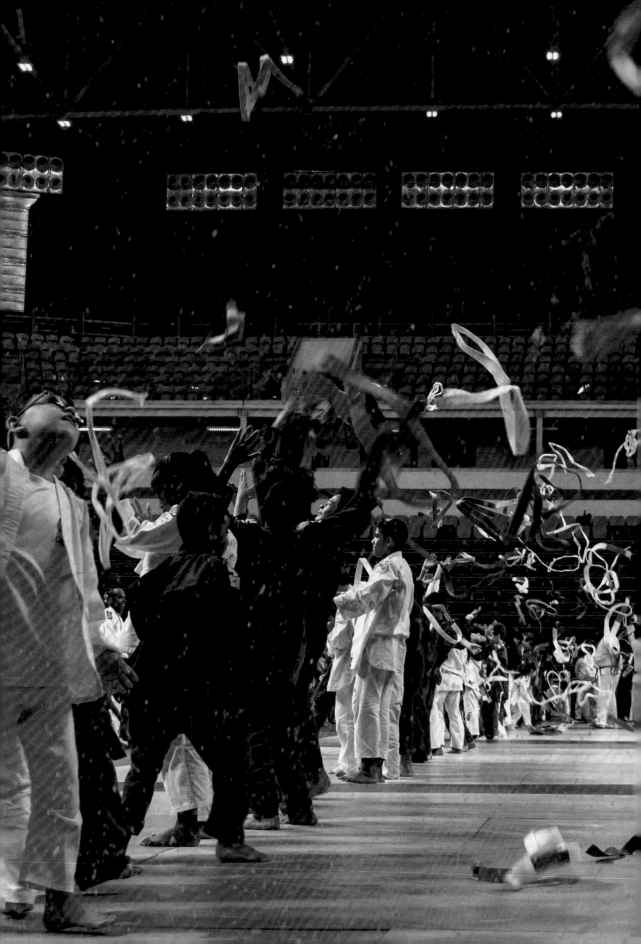

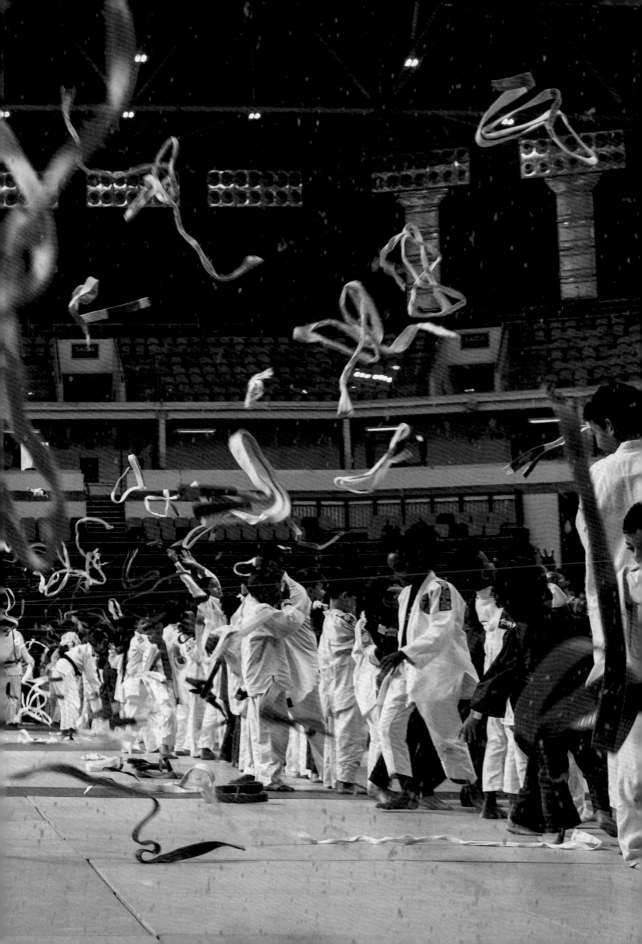

Há mais de duas décadas transformando vidas

Coordenação Editorial
Arte Ensaio Editora
Silvana Malheiros
Paula Paixão

Texto
Pedro Tinoco

Revisão de Texto
Kathia Ferreira

Fotografia
Bianca Passos
Marcella Calixto
Telma Yamabe
Gustavo Malheiros
Acervo Instituto Reação

Projeto Gráfico
Maria Fernanda Correia Martins Corrêa

Tratamento de Imagens
Maria Fernanda Correia Martins Corrêa

Impressão e Acabamento
Ipsis Gráfica e Editora S/A

A história do Instituto Reação

A Prefeitura do Rio, por meio da Secretaria Municipal de Cultura, cuida de um dos maiores patrimônios brasileiros: a cultura carioca.

São mais de 50 equipamentos espalhados por toda a cidade, entre teatros, arenas, museus, bibliotecas, salas de leitura e centros culturais. Uma das maiores redes municipais de equipamentos de cultura da América Latina.

Investimos mais de R$ 200 milhões por ano em cerca de 1.200 projetos pensados, produzidos e estrelados pela cena cultural carioca. São milhares de empregos gerados e um grande aporte financeiro para a cidade.

Criada em 2013, a Lei Municipal de Incentivo à Cultura da cidade do Rio de Janeiro (Lei do ISS) é o maior mecanismo de incentivo municipal do país em volume de recursos e busca estimular o encontro da produção cultural com a população. Acreditamos que a cultura é um vetor fundamental de desenvolvimento econômico e social e de protagonismo da diversidade, democracia e da nossa identidade.

Prefeitura do Rio
Secretaria Municipal de Cultura

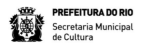

```
Dados Internacionais de Catalogação na Publicação (CIP)
          (Câmara Brasileira do Livro, SP, Brasil)

    Tinoco, Pedro
       Há mais de duas décadas transformando vidas /
    Pedro Tinoco ; coordenação Arte Ensaio Editora ,
    Silvana Malheiros , Paula Paixão. -- 1. ed. --
    Rio de Janeiro : Arte Ensaio, 2024.

       ISBN 978-65-87141-33-6

       1. Assistência social 2. Comunidade - Aspectos
    sociais 3. Educação - Aspectos sociais 4. Esportes
    5. Instituto Reação - História 6. Projetos sociais
    e culturais I. Editora, Arte Ensaio. II. Malheiros,
    Silvana. III. Paixão, Paula. IV. Título.

 24-224784                                      CDD-361
            Índices para catálogo sistemático:

     1. Assistência social : Bem-estar social    361

     Aline Graziele Benitez - Bibliotecária - CRB-1/3129
```

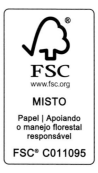